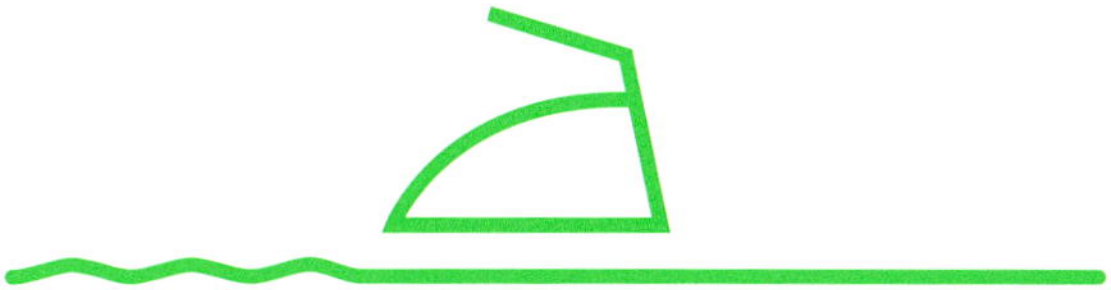

脳神経外科医が教える
病気にならない
神経クリーニング

工藤千秋

サンマーク出版

はじめに

「神経を若返らせること」が最強の健康法である

この本は、**あらゆる不調を招く「老化した神経」を若返らせて、病気にならない体をつくる本**です。


「老化した神経があらゆる不調を招く？」

「神経が老いる？　若返る？」


なかなか聞き慣れない言葉ですよね。

「神経が若返るってどういうこと？」「神経も歳《とし》をとるの？」。こんなふうに不思議に思われたかもしれませんが、それもそのはずです。

なぜなら、「自律神経を整える」という本はたくさん出ていますが、**「神経を若返らせる」という書籍は本書が初めて**になるからです。

私はこれまで、脳神経外科医としてさまざまな不調を訴える39万人以上の患者さんと向き合ってきました。

「脳神経外科医なら、脳出血やふるえ、パーキンソン病みたいな『脳や神経の重い病気』が専門なのでは？」とよく思われるのですが、脳神経外科医であると同時に街の開業医でもあるので、毎日いろんな患者さんが「とにかくお医者さんに診てもらいたい」と、次のような悩みを抱えてやってきます。

「血圧が下がらない」
「頭が痛い」
「近くが見えづらくなった」
「肩が上がらない」
「便秘が治らない」

一見、脳や神経とは関係なさそうな悩みもありますが、私は脳神経外科医である前にひとりの「医師」です。どんな症状であっても寄り添って声を聞き、少しでも症状を改善できるよう努めてきました。

「どうしたら、すべての患者さんの悩みを解決できるのだろう」

さまざまな病気と対峙《たいじ》するなかで、ずっとこんな思いを抱いていたのですが、あるときひとつの解決法にたどり着きました。

それこそが、これから本書でお伝えする**「神経を若返らせる」**健康法。

この健康法は、患者さんと2人3脚で治療に取り組むなかで、**病気を遠ざけるカギがどうやら「神経」にあるとわかって**生まれました。

「脳神経に関係なくても」と思って治療に取り組んでいた不調の原因が、じつは神経にあった――この事実を知り、改めて神経の大切さを感じたのですが、目を見張ったのがその治療効果。この健康法を実践した多くの患者さんが、「健康の悩み」「体の悩み」「心の悩み」から次々と解放されていったのです。

高血圧、高血糖、便秘や認知症といった「健康の悩み」や、肩こり、ひざ痛、腰痛、頭痛などの「体の悩み」、そしてイライラや心配事、意欲の低下といった「心の悩

み」などが、神経を若返らせることでどんどん改善されていきました。

では、いったいどうすれば「神経を若返らせる」ことができるのでしょう。

その方法として私が開発したのが、本書のタイトルにもある**「神経クリーニング」**というメソッドです。本書を読み進めると、そのあまりの簡単さに「え？　これだけ？」と思われるかもしれませんが、ここに脳神経外科医としての知識と経験、ノウハウをすべて凝縮しました。

そしてなにより、次々と健康を取り戻す患者さんたちがその効果を証明してくれています。

「神経クリーニング」を通じて神経を若返らせることができれば、病気にならない体が手に入る。ぜひワクワクして読んでいただければと思います。

神経は「命」をつなぐ生命線

ところで、「神経」と聞くと、どんなことを思い浮かべますか？

「脳からの指令を体に伝える役割がある」「電気信号が流れている」

「運動神経がいい／悪い」……


このどれもが正解なのですが、私は次のように考えています。

「神経とは、命をつなぐ生命線」であり、**「若い神経には、すべての不調を遠ざける力が備わっている！」**と。

いうなれば、**神経が体の中ではいちばん大事で、その神経が若返ればすべての不調は吹き飛んでいく**のです！


そんな「神経」の世界をより身近に感じてもらうために、ここであなたのお家《うち》をイメージしてみましょう。

電気と水がいきなり止まってしまったら、どうでしょう？　生活に困ってしまいませんか？　そしておそらく、現代社会で暮らす私たちは、電気が止まったままでは生きていけませんよね。

この各家庭の生活を支えている**「電線」こそがまさに神経**です。「水道管」にあたるのは血管になります。

簡単にいえば、「脳」は神経に電気信号を流している発電所で、そこから「内臓」や「筋肉」といった各家庭に、「神経」（電線）を通じて電気が送られるわけです。

つまり、**神経とは、各家庭の命をつないでいる、まさに生命線**だということ。

また、酸素や血液を運ぶ、これまた大事な「血管」が水道管にあたりますが、水道を動かそうと思えば電気が必要です。

「電気がないと水道も動かない」この電気と水道の関係を考えると、**血管をきれいにしたいのなら、じつは神経がなにより大切**になってくるのです。

「神経が老化している」とは、ずばり**「電線が壊れて街が停電している」**状態です。

すなわち、「電線が壊れて電気が止まると、水道も止まって生活できなくなる」ように、「神経が老化すると血管などに電気が届かなくなって機能が低下し、結果**あらゆる万病・不調が引き起こされる**」のです。

神経がどれだけ大事な役割を果たしているか知ってもらうために、次のページに体内を街に見立てた**「体内生命線地図」**を載せました。これを見ていただければ、神経が脳や血管、内臓にとって欠かせない存在であることが見て取れると思います。

時折この地図に立ち戻りながら本書を読み進めていただけると、神経のことをより理解でき、「神経が若返る」スピードもどんどん速くなっていくでしょう。

「神経を若返らせる」なんて聞き慣れない言葉ですし、「たいへんそう」「本当にできるの？」と思うかもしれませんが、ご安心ください。私が開発した**2つのクリーニング法で神経はどんどん若返ります**。そして、**神経に活力が戻ることで、本当にあらゆる不調が嘘《うそ》みたいに遠ざかっていく**のです。

「神経若返りに勝る健康法はない！」。私はこう確信しています。

神経を若返らせるのに、遅いなんてことは決してありません。**どの神経にも「若返る力」は備わっている**のです。その力を、これからたった2つの**「神経クリーニング」**で呼び起こして、神経をどんどん若返らせていきましょう！

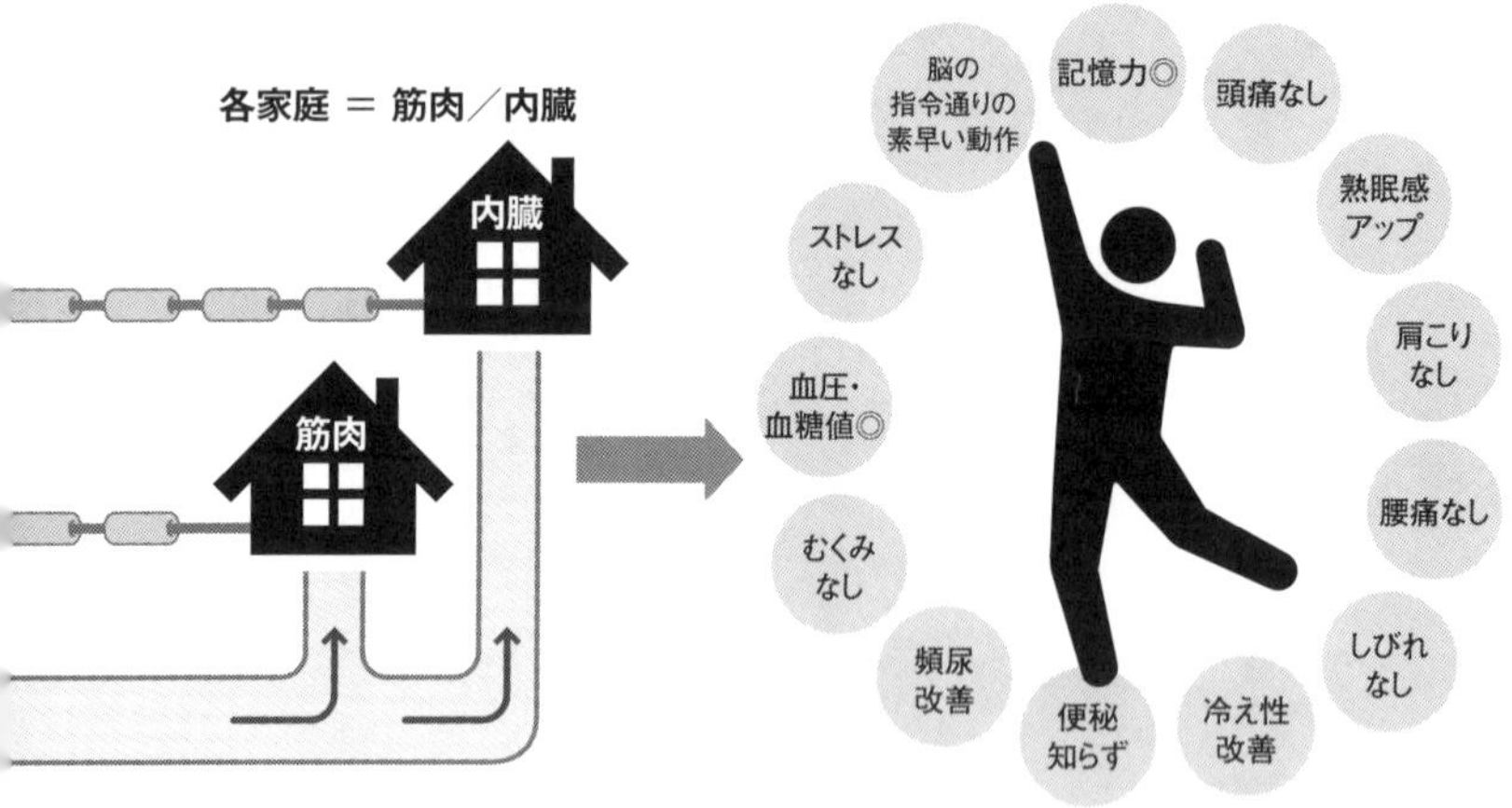
各家庭 ＝ 筋肉／内臓
内臓
筋肉
脳の
指令通りの
素早い動作
記憶力◎
頭痛なし
熟眠感
アップ
ストレス
なし
肩こり
なし
血圧・
血糖値◎
腰痛なし
むくみ
なし
しびれ
なし
頻尿
改善
便秘
知らず
冷え性
改善

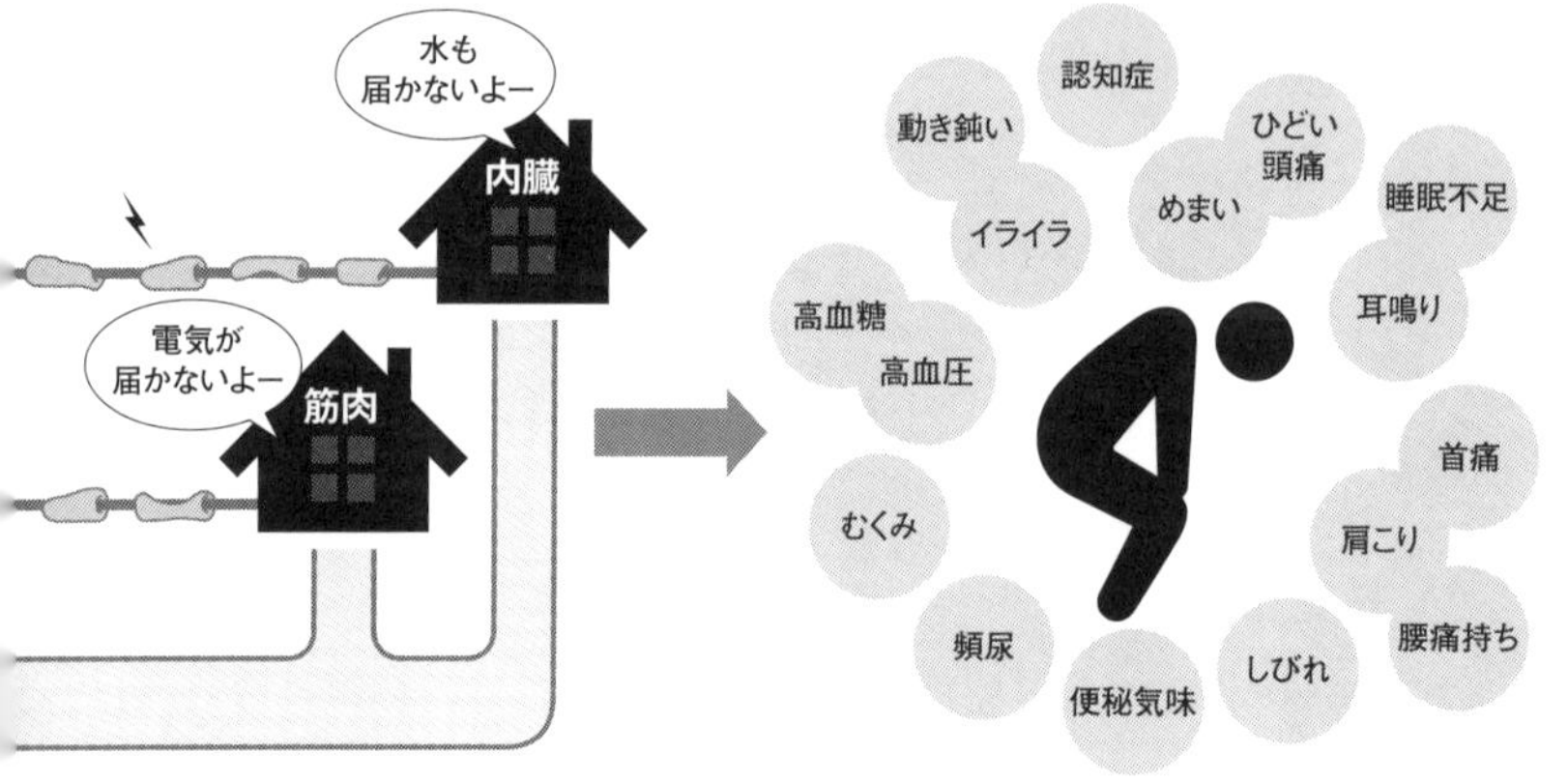
水も
届かないよー
内臓
電気が
届かないよー
筋肉
認知症
動き鈍い
ひどい
頭痛
めまい
睡眠不足
イライラ
高血糖
耳鳴り
高血圧
首痛
むくみ
肩こり
腰痛持ち
頻尿
しびれ
便秘気味

[脳神経外科医が教える体内生命線地図]

▼神経が若い人

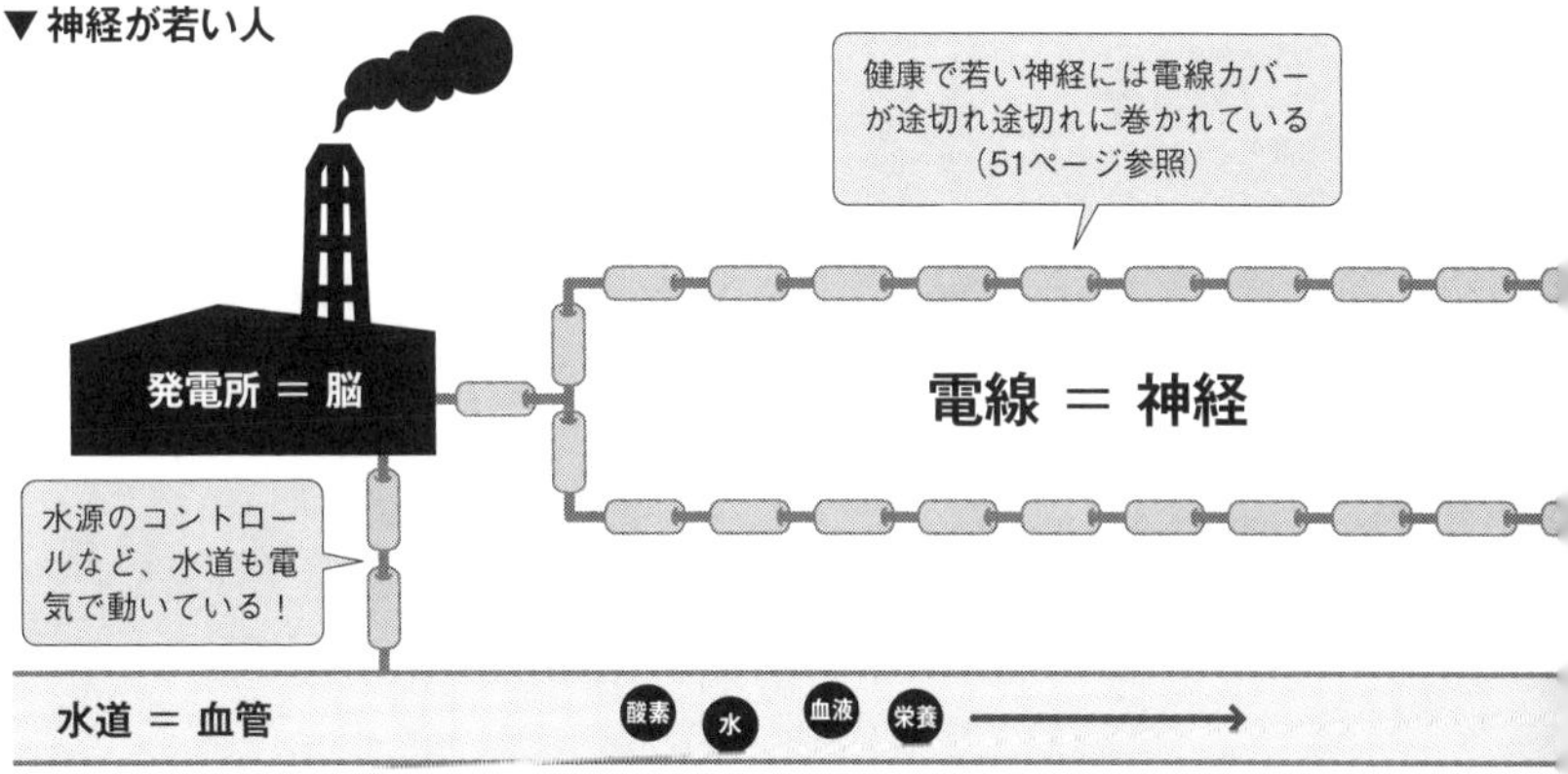

▼神経が老化した人

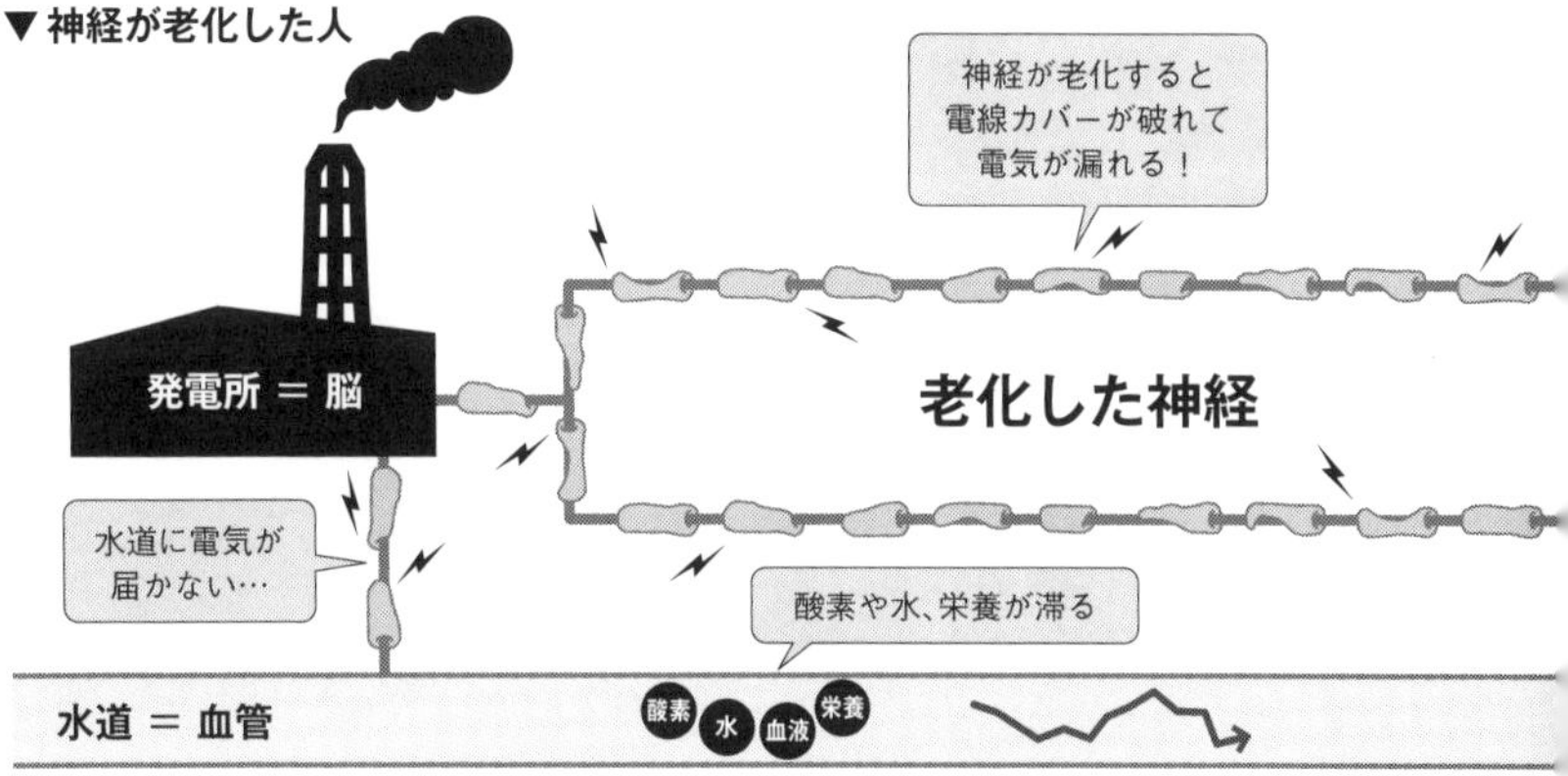

脳神経外科医が教える
病気にならない神経クリーニング　目次

はじめに
「神経を若返らせること」が最強の健康法である……1
神経は「命」をつなぐ生命線……4
脳神経外科医が教える体内生命線地図……8

序章　長生きする人と早死にする人は神経がちがう
その痛みや不調、じつは神経が原因です……18
不調が遠ざかる！　驚異の「神経クリーニング」とは……22
体内の神経の長さはなんと72㎞！……24

そもそも神経ってなに？……27
「脳トレ」をしても認知症になる理由……28
「きれいな血管」でも病気になる……30
「やせる体」に変わる法……34
神経はたった２つの方法で若返る！……36
顔をもむだけで脳の酸素が２倍になった!!……38
視力も回復した！……43
天井を見たら神経が若返る!?……45

第１章 神経が若返ると、すべての不調が治り出す！

若い神経に巻かれている「電線カバー」の正体……50
運動神経って良くなるの？……53
うたた寝すると老ける!?……57
前髪が長いと頭痛になる……60
「脳」が勝手に若返るすごい方法……64

さあ、ミエリンを巻きなおそう！……66

第2章 あらゆる不調を招く3つの神経トラブルとは

「つまり」「漏れ」「流れすぎ」で老いが加速する……70
1「つまる」と起きる病気……75
◎つまると「便秘」と「腰痛」が同時に起きる……75
◎「認知症」の原因は感覚神経のつまり……77
◎神経がつまると「筋肉の認知症」になる……79
◎つまりが引き起こす「偽冷え性」とは……81
2「漏れる」と起きる病気……83
◎「糖尿病」になると手のひらで火事が起きる！……83
◎「血圧」「コレステロール値」が下がる「漏れない生活」……85
◎「痛み」は神経で解決する……87
◎耳の電気が漏れると、「めまい」が起きる!?……89
◎なぜ歳をとると「ふるえる」のか……91

3「流れすぎる」と起きる病気 ……… 93
◎「腰痛」「ひざ痛」の犯人は「流れすぎ」！ ……… 93
◎「肩こり」「頭痛」「首痛」は一気に治せる！ ……… 95
◎「生理痛」は体内版こむら返り ……… 97
◎治らない「耳鳴り」を消すたったひとつのワザ ……… 99
◎視神経への流れすぎが引き起こす「目の疲れ」 ……… 101
自律神経は「ついで」に整える ……… 102
「神経が若い人」になるたった2つのポイント ……… 107

第3章 実践！ たった2つの神経クリーニング法

劇的に若返る「顔もみ」「姿勢正し」クリーニングとは ……… 110
「小さな口内炎」なのに痛みが大きいのはなぜ？ ……… 111
あごを引くだけで頭がスッキリした！ ……… 113
基本の神経クリーニング法 ……… 118
1「顔つまみ」神経クリーニング法 ……… 118

2「あご引き・胸出し」神経クリーニング法 ……120
さらに効果アップ！　神経クリーニング法　応用編 ……122
［顔もみ編］
「顔まわし」神経クリーニング法 ……122
「つまみまわし」神経クリーニング法 ……124
「ぱぴぷぺぽ」「らりるれろ」神経クリーニング法 ……126
「おかめ」「ひょっとこ」神経クリーニング法 ……128
［姿勢正し編］
「ひねり」神経クリーニング法 ……130
「伸ばし」神経クリーニング法 ……132
「丸まり」神経クリーニング法 ……134
「そらし」神経クリーニング法 ……136
「ぶらぶら」神経クリーニング法 ……138

第4章　超簡単！　毎日神経が若返る11習慣！

この2つで神経は毎日若返る！……142
1 朝30秒「歯茎」を磨く……144
2 お風呂に入ったら「3点シャワー」する……147
3 耳かきで「前後」を刺激する……150
4 トイレの中で「考える人」になる……155
5 「家の通り道」を片づける……159
6 洗濯・料理は「かかと立ち」でする……163
7 買い物のときは「50円玉」を使う……166
8 「でこぼこ散歩」する……170
9 「ハンパ」に読書する……172
10 口に入れる直前に「深呼吸」する……178
11 寝るときは「3つの山」をつくる……182

第5章 神経こそが心の正体である

「神経こそが心の正体である」……190

病は精神論だけでは治らない……192
心の平穏を取り戻した3人の物語……198
◎「心の不安」が消えたAさんの話……198
◎「どうしようもないイライラ」が消えたBさんの話……202
◎「心にあいた穴」が消えたCさんの話……206
心と神経に効く「笑う生活」……210
神経は汗をかいた分だけ絶対よみがえる！……214
おわりに……218

装丁・本文デザイン　轡田昭彦＋坪井朋子
本文イラスト　坪井朋子
編集協力　株式会社コンセプト21
　株式会社ぷれす
編集　梅田直希（サンマーク出版）

序章

長生きする人と
早死にする人は
神経がちがう

その痛みや不調、じつは神経が原因です

「昔と同じ速さで歩こうとすると、思い通り足が動かなくてすぐ息が切れる」
「お箸をうまく動かせなくて、よくおかずをこぼしてしまう」
「前は一気に本が読めていたのに、目がショボショボして本を置くことが多くなった」
「昔よりも字が汚くなった気がする」

このように、**「前はできていたはずなのに」「思うように体が動いてくれない」**と思ったことはありませんか？　「昔とちがって体がいうことを聞いてくれない」「ちょっと急ぐとすぐ疲れる」「前は階段を駆け足で上がっていたけど、すぐ疲れるからエスカレーターを探してしまう」……思いあたるふしがありませんか？

所変わって、私が開業している脳神経外科クリニックには、こんな悩みを抱える患者さんがたくさん訪れます。

「水分を控えているのに、夜中に何度もトイレに行きたくなる」

「ふとした瞬間に腰が痛くなる」

「体のあちこちが痛いのに、痛み止めを飲んでも治らない」

「気がつくと手が震えている」


多くの患者さんが抱えているのが、このような**「病気を治したい」**悩み。

先ほどの「思い通り体が動かない」動作の悩みと、「体が良くならない」健康の悩み、じつは根本的な原因は同じで、なんと全部**「神経の老化」**が引き起こしています。

つまり、神経が「病気にならない」カギを握っていたのです！


よく、「頭は若いつもりなんだけど、体がついてこない」と言う人がいますが、それこそ神経が老いている証拠です。頭でわかっていても体が動いてくれないのは、脳と体をつなぐ「神経」が老化しているから。「神経」が老いれば、脳からいくら「動け！」と指令が出ても、体にはうまく伝わらないのです。

また、「はじめに」でも書いたように、神経は**「生命線」**ですから、神経が老い果てしまえば、それはすなわち「死」を意味します。

つまり、**「神経が老いる」ということは、それだけ「死」に近づいているということ**。どんどん「死」に近づいているわけですから、「〇〇が痛い」「〇〇が治らない」といったさまざまな健康上の問題が顔を出してくるわけです。


じゃあどうすればいいのか——。

こう聞かれれば、私は迷わずこう答えます。

「神経を若返らせましょう。そうすれば、必ず元気な体を取り戻せますよ！」と。


神経が若返れば、脳からの指令が筋肉や内臓に素早く届くようになり、**「動作」がスムーズになります**。それだけではありません。後でも詳しく述べますが、脳と体をつなぐ末梢《まっしょう》神経が若返ることで**自律神経や脳にも良い影響が出て、ひいては血管までもが自然に元気になる**のです。

いくら血管を強くしても、血管は「体の動き」には直接働きかけませんし、自律神経を整えただけでは、内臓の調子は良くなっても「動作」はスムーズになりません。

つまり、いちばん大事なのは、脳と体、内臓をつなぐ神経。だから、**神経が若返れば体のすべてが元気になって、あらゆる不調から解放されるのです。**

そう、**神経の老化こそが、じつは万病のもと**だったんですね。

ここで、神経が若返るとどんな良いことがあるのか、一部を並べてみましょう。

- **痛み**が消えて、体を動かすことが苦でなくなる！
- **肩こり、首痛、ひざ痛、腰痛**が治る！
- **高血圧・高血糖**改善！
- **しつこい頭痛**もたちまち消える！
- **便秘**が治って、いつでもお腹《なか》快調！
- **目の疲れ**も取れて、視力が回復する！
- **耳鳴り**も良くなって、「ピー」「キーン」という音が消える！
- **脳**が元気になり、記憶力が向上して**認知症**も遠ざかる！
- **むくみやしびれ、ふるえ**も解消！
- **悩みやイライラ**が消え、**やる気・意欲**がよみがえる！　などなどいかがですか？　挙げた例はあくまで一部ですが、あなたがお困りの「あの不調」も神経が若返ることで解決されるのではないでしょうか。

「若いときはできていたのに、今は思い通りにいかない」ことがあるとしたら、それは「神経が老いているから」にほかなりません。

けれど、ご安心を！

この本は、そんな「できていた」ころの力を神経に取り戻す本になります。

ぜひ、神経をクリーニングして日常的な動作をスムーズに、そして万病を遠ざけていきましょう！

不調が遠ざかる！　驚異の「神経クリーニング」とは

この本のタイトルは『病気にならない神経クリーニング』ですが、神経を若返らせるために私が考えた方法こそが、これからお伝えする**「神経クリーニング」**です。

では、なぜ「神経クリーニング」なのか——。

その理由は、**神経は体の中で唯一替えがきかない部分であり、簡単には新しくつくれない**ことにあります。心臓や肝臓などの臓器や血管ですら移植が可能ですが、現代の医術をもってしても、神経の移植はとてもむずかしいんですね。

また、細胞や血液は毎日新しいものがつくられて入れ替わりますが、神経はそうはいきません。神経は新調することができないのです。

ここで少し思い浮かべてほしいのですが、あなたが「汚れた『白いシャツ』をクリーニング屋さんに出しに行った」とします。何日か経《た》って受け取りに行くと、シャツは見違えるようにきれいになって、まるで新品かのような白さを取り戻しています。

けれどこのシャツ、決して「新品」ではありませんよね。

シャツがきれいになったのは、「汚れたシャツ」を「クリーニングした」からで、クリーニング屋さんが新しいシャツを買って取り替えたからではありません。

ここで神経に話を戻しましょう。シャツを新しく買うように、「新しい神経をつくる」ことは、幼児期でないかぎり残念ながらできません。となると、神経を若返らせようと思えば、「クリーニング」をして今ある神経を磨くしか方法はないのです。

若い神経を手に入れるには、今ある神経を磨かないといけない――この事実から、老化した神経を若返らせることを、私は「神経クリーニング」と名づけました。

「神経だけは替えがきかない」ことを考えても「神経がいちばん大事」だと思っているのですが、**「神経クリーニング以上の健康法はない」**とも強く思っています。

それは、この健康法が私の知るかぎり**もっとも簡単な万病予防法**だからです。

「こんなに簡単に病気を防げるなら、試さないと絶対に損！」

そんな「神経クリーニング」をみなさんに知ってもらいたいとの思いから、私は今回筆を執りました。

体内の神経の長さはなんと72km！

なぜ、大事な神経が簡単なクリーニングでピカピカになるのか――。

それは、「はじめに」にも記したように、神経にはもともと若返る力が備わってい て、その力を呼び覚ますことは、やり方次第でだれにでもできるからです。

私は常日頃から**「人間は神経でできている」**と考えています。

よく「五感を研ぎ澄ます」といいますが、人には5つどころかもっとたくさんの感覚があるのをご存知でしょうか。

私たちはバランスや痛み、温度、のどの渇きなど、**20以上もの感覚を認知できる**といわれています。こうした感覚をもとに、私たちはまわりでどんなことが起きているのか感じ取ることができるんですね。

視覚や聴覚、嗅覚、味覚、触覚をはじめとするこうした感覚は、神経の働きに大きく依存していて、いわゆる五感も神経を通さなくては脳に伝わりません。よって**「五感を研ぎ澄ます」ということは、「神経を研ぎ澄ます」ことと同じ**なのです。

たとえば、あなたが今、この本を読んでいる間にも神経はフル活動し、さまざまな感覚を脳に伝えてくれています。

文字を読むには視覚から得た情報が欠かせませんし、ページをめくるにも指先から伝わってくる触覚が必要です。また、目の前の本がぐらつかないよう固定できているのも、バランス感覚をつかさどる神経が働いているからです。

こうしたさまざまな感覚が電気信号となって神経を流れ、瞬時に脳に届けられているからこそ、あなたはこのページを読めています。何の気なしにおこなっている「本を読む」という行為は、じつはとても複雑なことなのです。

人間の体中に張り巡らされた神経の長さは、72キロメートルにもなるといわれています。しかも、その中を流れる電気信号は、なんと時速400キロもの超高速スピードで行き来している。まさに人間の神経は、スーパーコンピュータをもしのぐほど精巧かつ複雑な造りをしているのです。

地球上の生物で、これほどまでに神経が発達しているのは人間だけです。知能が高いチンパンジーですら、人間に比べたら神経の造りはずっと単純。

「あらゆる生物のなかでも人間の神経がもっとも発達している」ということは、**高度**

に発達した神経こそが、人間を人間たらしめている存在なのではないでしょうか。

「人間は神経でできているのだから、自分の力で若返らないはずがない！」。私はこう確信していますし、毎日たくさんの患者さんが神経クリーニングで不調を克服している姿を見ると、その思いを強くせずにはいられません。

そもそも神経ってなに？

そもそも「神経」とは何なのか——。

まずはそこから、知られざる「神経」の世界に足を踏み入れていきましょう。

医学的に厳密に分けると、「神経」は次の2つに分類されます。

①**中枢《ちゅうすう》神経**……脳と脊髄《せきずい》のこと。指令を出す役割。

②**末梢《まっしょう》神経**……脳や脊髄と体をつなぐ神経のこと。指令や情報を伝える役割。末梢神経のなかでも、呼吸や心臓の鼓動、食べ物の消化や汗をかくことなど、自分の意思とは無関係に体の機能を調節している「自律した」神経のことを「自律神経」と呼ぶ。

このように、医学の世界では①中枢神経②末梢神経の2つをひとくくりにして「神経」と呼んでいます。

ただし、本書では特に言及していないかぎり、基本的に「神経」といえば「末梢神経」のことを指していると思ってください。

なぜなら、おそらく「神経」と聞けば、圧倒的に「脳と体をつなぐ糸のようなもの」と連想されると思いますし、これら2つの中でも私は②の**末梢神経のほうが大切**だと考えているからです。

なぜ末梢神経のほうが大事なのか、それは**末梢神経を若く健全な状態にすることこそが、真の健康につながる**からです。その理由を解き明かすため、今度は「末梢神経」の働きについて一緒に見ていきましょう。

「脳トレ」をしても認知症になる理由

末梢神経の役割をわかりやすくするために、「はじめに」にも記したように私たち人間の体をひとつの街だと仮定しましょう。

前述の通り、脳は各家庭に送る電気をつくる「発電所」です。心臓や肺などの臓器や、手足の筋肉などは一軒一軒の「住宅」で、血液にのせて栄養や酸素を脳や臓器に届ける血管は、各家庭に水を送り込む「水道管」のような存在です。

そして神経はというと、各家庭に電気を送るための**「電線」**に相当します。


ここでちょっと考えてみてください。

もし、あなたの住む街が停電して、お家《うち》に電気が届かなくなったらどうなるでしょうか？

当然ながらテレビやエアコンといった家電は使えませんし、停電が長期にわたれば冷蔵庫の中の食品もやがて腐りはじめますよね。

人間の体もこれと同じで、脳からの指令が届かないと、体中の臓器や筋肉は本来の働きができなくなってしまいます。


「だとしたら、いちばん大事なのは、発電所である『脳』を若返らせることなのでは？」

と思った人も多いかと思います。たしかに、最近では脳を活性化させる「脳トレ」が注目されていますし、脳が人体の司令塔のような存在である以上、ずっと健康でいるためには脳の若さを保つことが欠かせないのは事実です。

ところが、どれほど発電所から電気が送られてきても、電線がさびついていたり切断されたりしていたら、電気は各家庭まで届きません。

それと同じように、**脳だけを若返らせても神経が老化していては、脳は司令塔としての役目を果たすことができない**のです。

神経が老化すれば、「脳からの指令」も「脳への情報」も届かなくなってしまう。

だからこそ、私は脳だけを若返らせても意味はないと考えています。

「きれいな血管」でも病気になる

神経が老いると困るのは、脳からの指令が届かなくなることばかりではありません。

なんと、神経の老化は、**健康を害するあらゆる大きな要因をどんどん招いてしまう**

のです。

人間の体の不調は**「つまり」**が原因だと私は考えています。

たとえば、血管がつまれば、脳卒中や心筋梗塞《こうそく》、狭心症などが起こりますし、体中に酸素や栄養がきちんと届かなくなります。生きていくうえで不可欠な酸素が体内の細胞に行きわたらないと、たいへんなことになりますよね。

この酸欠による代表的な病気として挙げられるのが、脳梗塞。脳の重さは人体の約2パーセントにすぎませんが、体内の酸素の約20パーセントもの大量の酸素を脳は必要とします。そんな脳にもし酸素が届かなければ、脳細胞はどんどん死んでしまうため、認知能力も大きく低下することに……。

川の流れもさらさらと流れていれば水はきれいなままですが、つまって流れが悪くなると淀《よど》んでしまいます。人間の体も同じで、血液も酸素も、つまりが生じれば健康な体を保つことはできないのです。

ここまでの説明を聞くと、

「じゃあ、血管のつまりが万病のもとなのでは？」

と思われたかもしれませんね。たしかに酸素を運ぶことが大事なら、血管をきれいにするほうが先決な気もします。

しかし、血管をいくら元気にしても、血流がつまってしまうことがあります。

それは、「脳から発せられた指令の通り道」である神経が老いてつまったとき。

なんと、**神経がつまってしまうと、血液や腸管など、そのほかのつまりまで引き起こしてしまう**のです。

ここで、先ほど人間の体をひとつの街にたとえたのを思い出してください。

神経は「電線」であり、血管は「水道管」のようなものだと言いました。

「電線」「水道」はどちらも重要ですが、やはり現代社会において電気の重要性は別格です。

電気が止まってしまえば、給水のためのポンプが動かなくなってしまうため、水道が使えなくなります。そうなると、トイレを流すことも、お湯を沸かすこともできません。

つまり、**電気が止まってしまうと、それにつられて水道の稼働停止まで引き起こしてしまう**のです。

「神経が老化する」と、私たちの体内でもこれと同じことが起こります。

神経が老化してつまる

⬇

血管に神経からの指令が伝わらなくなる

⬇

血管がつまってしまい、体中が酸素不足におちいる

このように**「老化した神経のつまり」が、「血管のつまり」を引き起こす**のです。

この場合、血管をいくら磨いても脳からの指令は届かないままなので、そもそもの原因である「神経の老化」を改善すべきだといえます。

神経の老化は、血管のつまりだけを誘発するわけではありません。

たとえば、「腸」のつまり。

神経がつまってしまうと、腸管のつまりも引き起こします。すると、便秘や腸閉塞といった困った症状が顔を出すことに……。

心臓を動かす神経がつまれば、心臓は徐々に鼓動を止めてしまいます。体中に血液を送り出す心臓の働きが止まるということは、街中が断水するようなもの。そんなことになったら、内臓や筋肉、さらには脳にまで血液が届かなくなり、すべての細胞に水も栄養も酸素も行きわたらなくなってしまいます。
神経がつまって老いる――。これこそ、命にかかわる一大事なのです。

「やせる体」に変わる法

神経が老化すると直接的に生じる不調もありますが、それ以外にも困った問題が起きます。それは、**慢性的な運動不足におちいってしまう**ということ。

神経が老いるとあちこちに痛みが生じたり、体が思った通りに動かなくなったりするため、意欲も低下して運動するのが困難になってしまいます。
「歩く」「立つ」といった単純な動作が困難になる「ロコモティブ症候群」（通称「ロコモ」）などが、代表的な例ですね。

ご高齢の方のなかには、体を動かすことが億劫《おっくう》になり、一日中テレビの前から動かない人がいます。そうやって体を動かさないと、ますます体力が低下していきます。そうなったときに困るのが、**糖尿病や高血圧、肥満症、脂質異常症などの生活習慣病**の予防や改善がむずかしくなることです。

生活習慣病の原因のひとつが「運動不足」。こうした生活習慣病の治療には「食生活の改善」と「運動」が欠かせないのですが、神経が老化している人は「運動」がすぐにはできません。また、生活習慣病は動脈硬化を引き起こすので、脳梗塞や脳出血といった大きな病気まで招きかねません。

ようするに、**神経が老いると慢性的な運動不足のせいで生活習慣病が悪化し、それがさらなる神経の老化を招いて、やがて大きな病気を引き起こす恐れがある**のです。

神経が老化すれば運動機能はさらに低下するので、生活習慣病の悪循環はますますひどくなります。そうなる前に、神経を若返らせて体の動きを良くすることができれば、高血圧、肥満症などの生活習慣病の悪循環から抜け出して、多少なりともいい方向に持っていくことができるはずです。

つまり、神経を若返らせることで、「運動療法」というもっとも効果的な生活習慣病の治療法を選択できるようになるのです。

神経はたった2つの方法で若返る！

ほかにも、老化した神経はさまざまな不調を連れてきます。

ざっと挙げてみるとこの通り。

頭痛、ひざ痛、肩こり、腰痛、首痛

高血圧、高血糖、脂質異常症、糖尿病

しびれ、むくみ、ふるえ

便秘、頻尿、更年期障害
目まい、老眼、眼精疲労、耳鳴り
冷え性、生理痛
認知症、うつ病、イライラ、不安症……

など、挙げればキリがないくらいで、それだけ「神経の老化」は危険だということ。

まさに「老いた神経は万病のもと！」なのです。

逆にいうと、神経を若返らせることができれば、これらを遠ざけることができます。

若い神経には万病を防ぐ力が宿るのです。


……


「でも、どうやって？」

こんな声が聞こえてきそうですが、ここがいちばん肝心ですよね。

「万病を防ぐのだから、たいへんなのでは？」

「さっき『神経クリーニングは２つだけ』と言っていたけど、かなりきついことを２つもやらされるんじゃないの？」

そう思われるかもしれませんが、ご安心ください。

神経を若返らせる「2つのクリーニング法」は、どちらも**とても簡単**で、指導を受けた人は「え!? これだけでいいんですか?」とビックリされるほど。けれど、実際に「神経クリーニング」を試すと、みなさんすぐに「頭がスッキリした!」「体が軽くなった!」「体調が良くなった!」とおっしゃいます。

そして、必ず最後に言うのが、

「こんなに簡単に神経が若返るのなら、もっと早くやっておけば良かった!」

という一言。

驚くぐらい簡単なことを2つするだけで、神経はどんどん若返っていくのです。

顔をもむだけで脳の酸素が2倍になった!!

それでは、簡単に神経がよみがえる「神経クリーニング」とはいったいどのようなものなのか、いよいよお伝えしていきたいと思います。

まず左の図を見ていただきたいのですが、これは「ペンフィールドのホムンクルス

[ペンフィールドのホムンクルスの図]

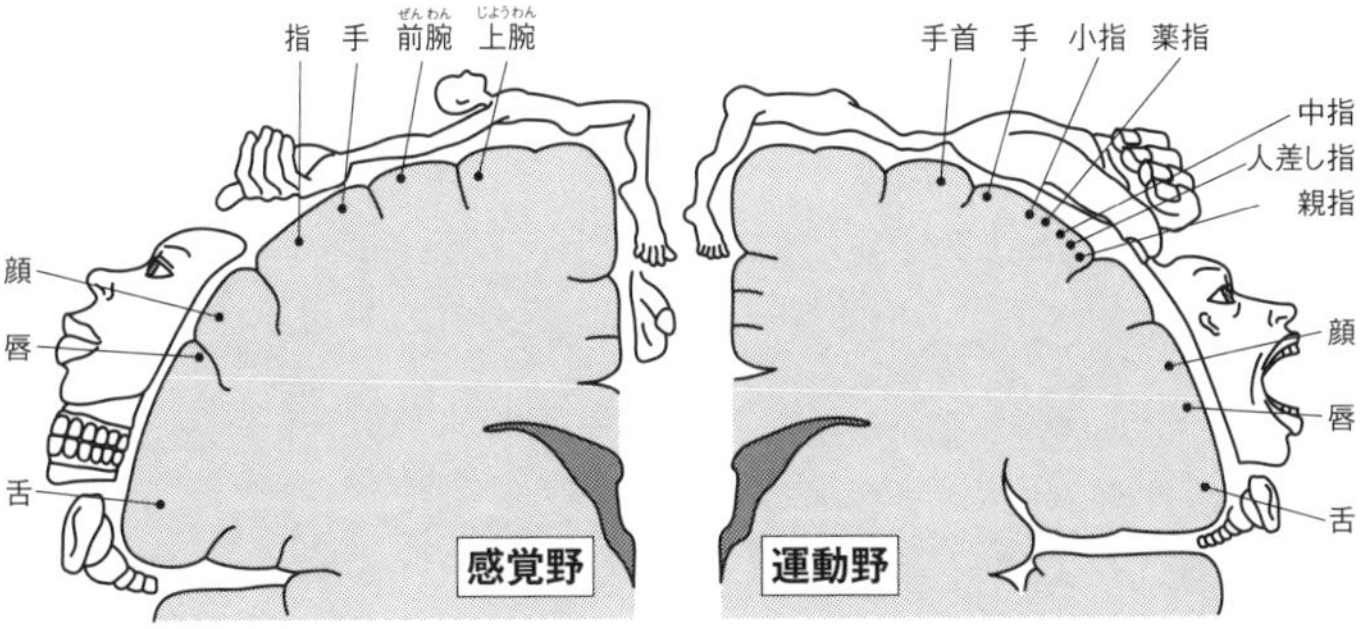

脳神経外科医ワイルダー・ペンフィールドが描いた図。大脳の運動野、感覚野が、体のどの部分を担当しているかをあらわしている。脳の中で「顔」の領域がいかに広いのかがわかる。

ホムンクルス人形

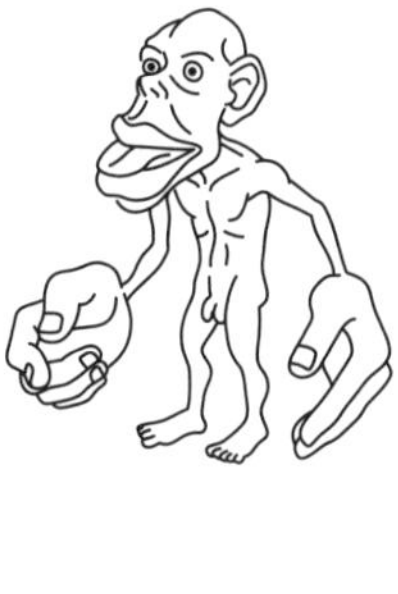

上図を擬人化したもの。とりわけ感覚野において「顔」が占める面積が大きい。運動野で大きな部分を占める「指」でこの「顔」をもめば、神経をより刺激できることがわかる。

の図」といって、これから紹介する神経クリーニングと密接に関連しているイラストです。

脳神経外科医のワイルダー・ペンフィールドが描いたこの図は、私たちの大脳が体の「どこを」「どれくらい」コントロールしているのかを示す、いわば〝脳の地図〟とでもいうべきものです。

また「ホムンクルス人形」は、ホムンクルスの図を擬人化したものです。神経を刺激するのに効果的な場所が際立って大きくなっているのが特徴です。

ここで注目していただきたいのが、「顔」に関係する部位の大きさ。

前ページの図を見ると、体中の筋肉に指令を出す**運動野**、皮膚からの刺激を受け取る**感覚野**ともに、**顔や舌、唇などが異様に大きく描かれ、それぞれ約半分を顔が占めています**よね。

たとえば、感覚野の図を見ると、顔はもちろんのこと、舌や歯茎など、口内が広い範囲を占めているのが目立ちます。これは、舌や歯茎などの神経がそれだけ繊細で鋭い感覚を持っていることのあらわれです。

この図が示すように、じつは顔にはたくさんの神経が集中していて、**顔を刺激すれば、まちがいなく効果的に神経を刺激することができます。**

この事実から、私は神経に適度な刺激を与えるクリーニング法として、脳地図上広い場所を占める顔を刺激する**「顔もみ」**法を考案しました。

この「顔もみ」こそが、ひとつ目の「神経クリーニング」になります。

神経が若返るのに不可欠な要素のひとつが「酸素」なのですが、この「顔もみ」をおこなうと、脳にどれだけ酸素が行きわたるのかを検証した次の実験結果を見てください。

これから紹介するデータは、日立製作所の光トポグラフィ装置「ETG－4000」という機械を使って、脳の前頭前野と呼ばれる部分の血流の変化を測ったものです。この装置は特殊な光を用いて、脳内の酸素と結合したヘモグロビン（酸素化ヘモグロビン）の量を見ることができます。

［「顔つまみ」後の脳内酸素化ヘモグロビン変化量］

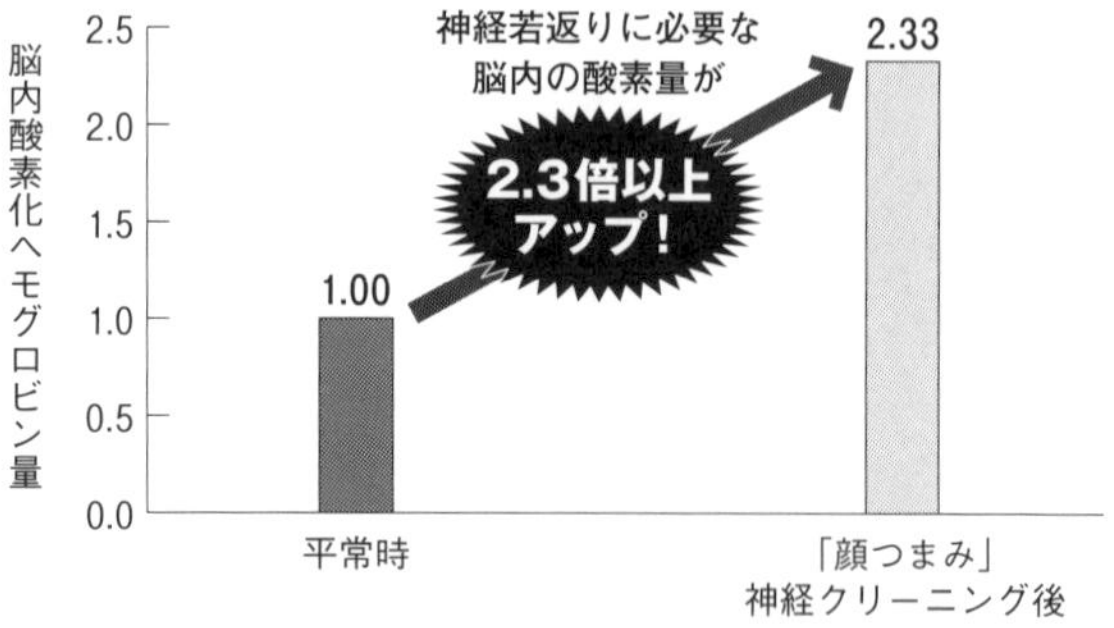

ヘモグロビンは体のすみずみに酸素を運ぶ役割を担っているので、この数値が高ければ脳内の血流量が上がって神経若返りに必要な酸素が増えたことになります。

この実験では、平常時と顔に刺激を与えたときの脳内の血流量を比較しました。

平常時の酸素化ヘモグロビン量を1とすると、「顔つまみ」神経クリーニング（118ページ）をおこなったときの量は2・33。

つまり、この方法で顔を刺激すると、**平常時の2倍以上も脳内の酸素濃度が上がる**ことが科学的に証明されたのです！

酸素不足は神経の老化を早める大きな原因の

ひとつであり、神経若返りにはたくさんの酸素が必要なので、この方法は神経の若返りには確実に有効ということになります。

さらに、顔が刺激されて血流量が上がっているということは、脳もそれだけ活発になり神経に指令を流していることになるので、「つまり」も良くなっているのです。

視力も回復した！

この実験に協力してくださったのは、画家として活躍されている小池仁さん（85歳）。実際に「顔つまみ」法を30秒間3セットおこなっていただいたところ、こんな感想を述べてくれました。

「実験前は（頭の位置や視点を動かさないようにするための目印として壁に貼った）バツ印がぼやけてしまい、ぼんやりとしか見えていなかったのですが、実験後はくっきり見えるようになりました。

夜遅くまで絵を描いていると、目が疲れてよく見えなくなってしまうのですが、今後はそんなときには『顔つまみ』法をやるようにします。
こんなにはっきりと見えるようになるなんて、本当に驚きです」

小池さんの目がよく見えるようになったのは、「顔つまみ」法によって脳の血流が良くなるとともに、末梢神経である**視神経の流れがスムーズになった**からです。まさしく神経が若返った証《あかし》にほかなりません。

後日談ですが、小池さんはその後も「顔もみ」を続けた結果、それまでかけていた**メガネを使わないことが増えた**そうです。「顔もみ」を続けたことで、どんどん視神経が若返っていったのです！

実践してすぐ視神経のつまりが取れたことには私も驚きましたが、それぐらい顔と神経は密接につながっています。

「顔をもんで神経に刺激を与える」――これが神経若返りの大事な1本目の柱です。

天井を見たら神経が若返る!?

「顔もみ」だけでも強力な神経クリーニングなのですが、もうひとつ「あること」をすれば神経はさらに若返っていきます。

その「あること」とは、ずばり**「あごを引いて姿勢を正すこと」**。

単純な方法ではありますが、神経と姿勢は密接につながっています。毎日の診療で、この「正しい姿勢をとる」ことの絶大な効能を、私自身、強く感じています。

私のクリニックの診察室の天井はドーム型になっていて、そこにはフレスコ画家・大野彩《みさお》先生によるかわいらしい天使の絵が描かれています。間接照明をつけると、それはまるで降り注ぐ光の中を天使たちが舞い下りてきたかのよう。

けれど、ほとんどの患者さんはわざわざ天井には目を向けないので、その絵には気づきません。では、なぜそんなだれも見ない場所に、天使の絵を描いたのか――。

それは、患者さんにあることを気づいてもらいたいからです。

ここを訪れる患者さんの多くは、うつ病や認知症など、たいへんつらい病気を抱えていて、背中を丸めたり、下を向いたりしがちです。なかには私の顔を見ることもできず、硬い表情のまま自分の足元だけをじっと見つめる人もいます。そんなとき、私は患者さんに天井を指さしてこう声をかけるようにしています。
「○○さん、ちょっと深呼吸してみましょうか。あ、そういえば、あそこにあんな天使がいるんですよ」

すると、患者さんたちはみんな頭上に注目し、うわぁと声を上げます。上を向いたその瞬間に、今までうつむいて背中を丸めていた人たちは、一様に肩が開いて胸を広げるような姿勢になり、背筋がピッと伸びるのです。
「どうですか、少し肩や首のあたりが楽になったんじゃないですか?」

しばらく見てもらってから私がそう問いかけると、どの患者さんも体の緊張がほぐれたと答えます。そして、いつのまにか硬かった表情は緩み、リラックスしてお話を始められるようになるのです。

背中が丸まった姿勢は、神経の老化を早める原因のひとつです。

姿勢が悪いと、肺が圧迫されてうまく空気を体に取り込めないだけでなく、神経の老化が進んでしまいます。それは、不自然に曲がった背骨が神経の通り道を狭めてしまい、押し潰してしまうから。

また、酸素不足も見逃せません。**神経を若返らせるためには、なんといっても「酸素の力」が必要**になります。

上を向いて、天使の絵に目を向ける——。

それだけでも神経を痛めつけていた背骨の歪《ゆが》みは緩和され、体にたくさんの酸素が取り込まれます。

この姿勢を正すという方法こそ、神経を若返らせる「クリーニング法」の2つ目です。姿勢を正すことで、神経の歪みを解消し、同時に酸素も取り込めるのです。

この方法も神経若返り効果はすさまじく、「顔もみ」と同じように脳内の酸素量を測ると、なんと平常時と比べて**122パーセントにアップ**していました。

「顔もみ」と「姿勢正し」、この2つが神経若返りの2本柱です。
この2つで神経をクリーニングすれば、データが示すようにたちまち神経は若返り、あらゆる不調が遠ざかっていくことでしょう。

ただし、多くの病を根本的に改善・予防するには神経が若返るメカニズムをきちんと理解したうえで「顔もみ」と「姿勢正し」をやることが大切です。

ということで次章から、より若返りの効果を高めるために、神経の仕組みをもう少し掘り下げていきたいと思います。

「健全な神経はどうやって機能しているのか」
「神経が老いるとは具体的にどういう現象なのか」
といったお話を通じて、神経の知られざる秘密を解き明かしていきたいと思いますので、ぜひ楽しんで神経の世界にふれてくださいね。

第1章

神経が若返ると、すべての不調が治り出す！

若い神経に巻かれている「電線カバー」の正体

本章では、神経が若返るとどんなにすごいことが起きるのかをもっと知ってもらうために、神経の仕組みについてじっくり述べていきたいと思います。

私はこれまでに、何度も「神経が老化する」「神経が若返る」といった言いまわしをしてきました。そこで、「老化した神経」と「若い神経」は具体的にどうちがうのか、まずは説明していきましょう。

神経は電線のような役割を果たすといいましたが、その構造も電線に似ています。電線は、電気を通す銅線のまわりにビニールのカバーが巻かれていますよね。神経もそれと同じで、電気を通さない性質の脂肪の膜が、電線のカバーのように神経を取り巻いているのです。この電線カバーを「**ミエリン**（髄鞘《ずいしょう》）」といい、ほとんどの神経にはミエリンが巻きついています。

［ 神経若返りのカギ「ミエリン」とは…… ］

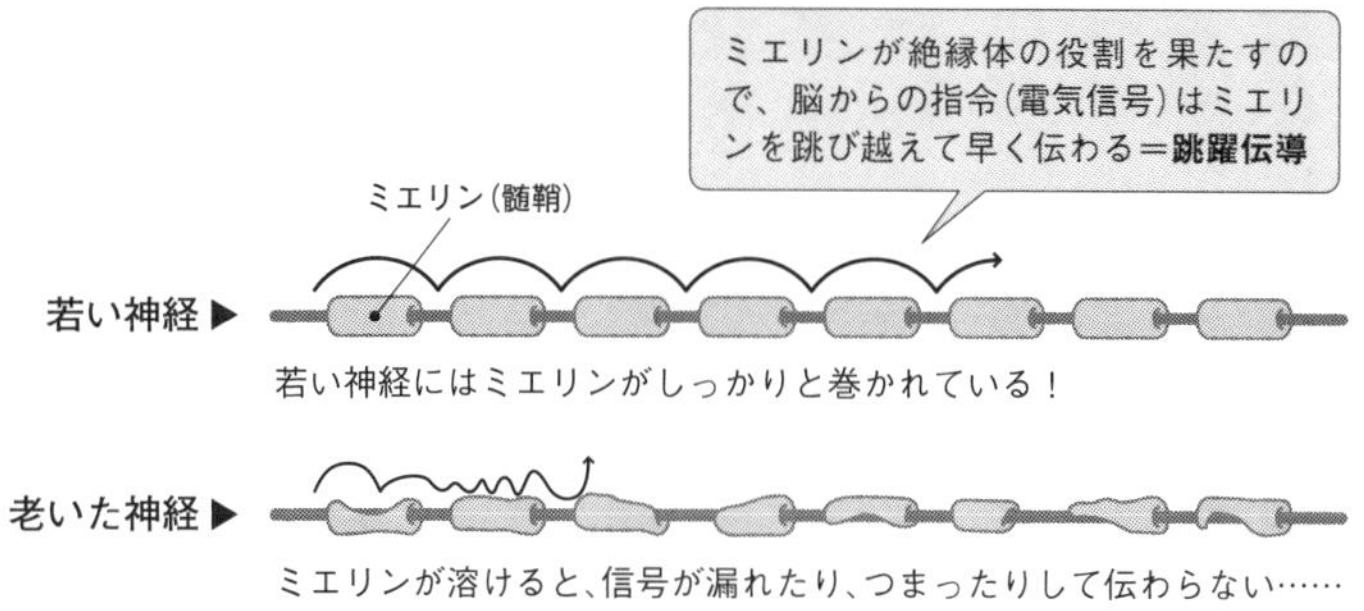

⚠ミエリンが溶けきってしまうと、体が硬まってこわばる「多発性硬化症」という難病になるおそれも。

電線と異なるのは、このミエリンがところどころ途切れて、その部分では神経が剝き出しになっている点です。

神経を流れる電気信号は、イラストのようにこの剝き出しの部分だけをポンポン跳ぶようにして伝わります。これを「**跳《ちょう》躍《やく》伝《でん》導《どう》**」といい、ミエリンが途切れて巻かれている分、神経の中をまっすぐに伝わるよりもずっと速いスピードで電気信号を送ることができます。

姿勢が悪いために神経が圧迫され、その結果信号が流れずに神経がさびついたり、また神経に必要不可欠な酸素が足りなくなったりすると、このミエリンが溶けてしまいます。

すると電気信号の流れが遅くなり、場合によっては電気が途切れてしまう、なんてことに……。これが、すなわち**「神経の老化」**です。

ミエリンを失った神経は、脳からの指令を素早く送ることができません。そればかりか、ミエリンが傷つくと電気信号の「漏れ」や「つまり」まで招き、だんだん神経の機能は低下して、さまざまな不調が起きてしまうのです。

若くて健康な神経とは、ミエリンがしっかり神経に巻きついていて、電気信号を速く確実に送ることができる神経。逆に老化した神経とは、ミエリンが溶けてきちんと巻かれていない神経のことであり、そのため正しく電気信号を流すことができなくなっている状態をいいます。

この**ミエリンの損傷こそが「神経の老化」の正体**であるにもかかわらず、これまでの健康法では、脳の活性化や自律神経を整えることばかりに目が向けられ、ミエリンという存在が注目されることはありませんでした。

しかし、じつはこのミエリンこそが、真の健康のカギを握っているといえます。

神経を若返らせるとは、ミエリン巻きなおしの材料でもある酸素と栄養を十分取り込み、かつ神経の通りを良くしながら適度に電気を流して刺激することで、**ミエリンをどんどん巻きなおしていく**ことにほかなりません。

運動神経って良くなるの？

さて、ミエリンがしっかり巻かれている神経こそが「若い神経」だとお伝えしました。ミエリンが巻かれているからこそ、脳からの指令が神経をいち早く伝わり、体も思った通りに動きます。

いわば、ミエリンがしっかり巻かれていれば、脳と体の動きに時差は生まれないということ。なので、「神経クリーニング」で神経が若返れば、「体がいうことを聞かない」という悩みが解消されるというわけです。

序章にも書きましたが、神経には「脳からの指令を体に伝える」役割があるだけでなく、「外部から得た情報を脳に伝える役割」もあります。いわば、「情報を末端に伝える役割」と「情報を仕入れる役割」の2つを担っているのです。

この「脳からの指令を伝える」神経を**「運動神経」**、「外部の情報を脳に伝える」神経を**「感覚神経」**といいます。


たとえば、目の前に子犬がいたとします。子犬の姿や鳴き声は、目で見たり、耳で聞いたりして集めた情報として、感覚神経を通って脳に届けられます。

それらの情報が脳の中で整理され、過去の記憶と照らし合わされて、私たちは目の前の存在を「子犬」と認識できます。そして、脳からの「子犬をなでろ」という指令が運動神経を通って伝わると、手は脳の命令通りに動いて、子犬をなでることができるのです。

このとき、神経の中では目や耳からの情報と、脳からの指令が双方向で行き交っています。**神経を通る電気は一方通行ではなく、逆流もしている**のです。

「子犬をなでる」という単純な行為ひとつとっても、運動神経と感覚神経がうまく働かないと実行できません。

ましてスポーツのように複雑でスピードを要求される動きともなれば、大量の情報が神経内を行き来することになり、その情報を瞬時に処理して次の行動を判断しなければなりません。そのためには、外の情報を素早く脳に伝えられるよう「ミエリンをクリーニングして、流れをつまらせない」必要があるのです。

つまり、**スポーツが得意な人は運動神経ばかりか感覚神経もすぐれていて、ミエリンが溶けたり欠けたりしていない若い神経の持ち主**なのです。

この神経事情を踏まえると、たとえばお子さんを運動神経のいい子にしたいのであれば、「**5歳までの間にどう育てるか**」がとても重要になります。

というのも、人間の神経は幼いときに急激に発達するからです。

20歳のときの神経を100だとすると、その約8割の神経は5歳までに形成されます。そして12歳までにほぼすべての神経ができあがってしまうのです。

この時期には、外部からの新鮮な刺激によって新しい神経がつくられ、どんどん神経同士がつながって複雑な動きができるようになります。そして、一度できた神経同士のつながりは、そう簡単には消えません。

たとえば、子どものころ自転車に乗れるようになると、大人になってずっと乗っていなくても、数分、いや数秒で感覚を取り戻して乗ることができますよね。これは子どものころにできた神経のつながりが、ずっと残っているからこそなせる業です。

すなわち、**子どものうちにどれだけたくさんの刺激を受けて神経のつながりをつくれたかが、運動神経の良し悪《あ》しを大きく左右する**というわけです。

神経が急成長する時期に、神経を新しくつくるのに必要なタンパク質や、ミエリンの主成分である脂肪、神経のエネルギー源である糖分など、良質な栄養をしっかり摂取させること。そして、たくさんボディタッチをして**感覚神経を刺激することが、運動神経のいい子を育てる秘訣《ひけつ》**です。

幼少期にたくさん遊び、たくさん愛情を注がれた子は、運動神経も感覚神経も、ひいては脳も発達します。そういう子はきっと体を動かすことが大好きで、スポーツが得意になるにちがいありません。

神経は「脳からの指令を流す」ばかりでなく、「脳にも情報を流している」ことを考えると、感覚神経を刺激して「脳へ信号を送る」ことも、神経を元気にするためには大事なことなのです。

うたた寝すると老ける!?

ここで少し考えていただきたいのですが、神経が老化して体が思うように動かなくなったり、病気にかかったりするのは、「老化」という文字が示すように、はたして本当に「歳《とし》」のせいなのでしょうか?

疲れやストレスがたまったときに、唇と皮膚の境目あたりに水ぶくれ状の吹き出物ができたことはありませんか。これは、ウイルスによって引き起こされる「口唇ヘルペス」という炎症です。

子どものとき水疱瘡《みずぼうそう》にかかった人はたいていヘルペスウイルスを持っているのです

が、必ずしもウイルスに感染したすべての人が、口唇ヘルペスを発症するわけではありません。**口唇ヘルペスは疲労などの積み重ねで神経の老いがきわまった人だけに発症する**という特徴が、じつはあります。

このウイルスは、普段は顔の感覚をつかさどる神経の中に潜んでおとなしくしています。それは、ウイルスの暴走を押さえつける力が、顔の神経に備わっているから。ところが、神経の老化がはじまりその力が低下すると、それまで静かにしていたウイルスが突然暴れはじめるのです。

まさに、**口唇ヘルペスは神経の元気度（機能）が落ちてきたことを知らせる警告**です。風邪や疲れで体の免疫力が落ちたとたん、すぐに口唇ヘルペスができるという人は、神経の老化が進んできているかもしれません。

ちなみに、口唇ヘルペスは神経の老化が原因で起きますが、若くてもたくさんの人が発症します。それは職場でのストレスや疲労によって神経が老いているから。そう、**神経は年齢だけでなく、ストレスや疲れによっても老いてしまう**のです！

神経老化の犯人が年齢以外にもあることを端的に示す例として、女性に多くみられる「貧血」もあります。

貧血は「貧しい血」と書きますが、血液の量が少ないわけではありません。血中の赤血球や酸素を運ぶヘモグロビンや鉄分が少ないために、体が酸素不足になっているのです。困ったことに**神経は酸素不足に対してとても弱い**ので、酸素が十分ないと神経はすぐに老化してしまいます。

さらに神経を覆うミエリンは、酸素が足りないとはがれたり、巻きなおすのに時間がかかったりする性質があります。新しいカバーをどんどん巻きなおさなければいけないのに、酸素が足りないと、ミエリンを巻きなおすスピードがどんどん遅くなってしまう。そうなれば、ボロボロのミエリンがどんどん増えてしまう……。

これはまさに、神経の老化が加速していることにほかなりません。

「同じ姿勢をとり続ける人」も神経が早く老いてしまいます。

長時間座りきりでいると、足がむくんできますよね。このむくみ、同じ姿勢をとり続けた影響で全身の血行が悪くなっている証《あかし》。だから、血のめぐりが悪くなって酸素が滞り、神経の老化が進んでしまうのです。

また、ソファでのうたた寝も神経を老化させる悪習慣のひとつです。

ソファで寝ようとすれば、どうしても無理な姿勢になります。背骨が歪《ゆが》み、神経が「つまって」しまうのです。すると、脳からの信号はうまく流れずにミエリンが巻かれているところで帯電する形になり、そのうちミエリンが焼き切れて、やはり神経が老化してしまいます。

こんなふうに、ストレスや疲労、そして姿勢が悪くて神経が歪み、信号がつまってしまうことによっても「神経の老化」は引き起こされるのです。

前髪が長いと頭痛になる

また、前髪の長い女性も、気をつけないと「神経の老化」が進んでしまいます。

「前髪の長さと神経になんの関係があるの？」と思われたかもしれませんが、以前クリニックにこんな方が来院されました。

ひどい頭痛に悩むその女性は、これまで脳神経外科をはじめ、整形外科や内科などさまざまな病院で診察を受け、いろんな薬を試したけれど、まったく治らなかったと言います。頭部のＭＲＩも撮ったものの、異常は見つからなかったそうです。

診察しているうちに、私は彼女の右肩が少し落ちていることに気づきました。レントゲンを撮ってみると、やはり側彎症《そくわんしょう》。この病気は背骨が左右へ曲がったり、ねじれたりするもので、簡単にいってしまえば、すごく姿勢が悪い状態だったのです。

姿勢が悪い

⬅

神経が圧迫されてミエリンが傷ついたり、流れがつまったりして、老化が進む

⬅

ミエリンが傷ついた箇所から過剰な電気が漏れて、頭痛を引き起こす

姿勢の悪さによって彼女の神経の老化が進み、その結果頭痛を発症していたのです。

そこで私は、彼女に2つのことをアドバイスしました。それは**「できるだけ背中を伸ばすこと」**と**「髪型を変えること」**です。

「髪型なんて、神経や頭痛とは関係ないんじゃないの？」

そんな声も聞こえてきそうですが、**髪型によってはその人の姿勢や健康にも大きく影響を与えることがあります。**


その患者さんは、長い前髪を分けて右側に垂らすような髪型をしていました。聞けば、いつも分け目は同じ。そのため、顔を正面に向けると前髪が右目に入ってしまいます。それを避けるように、彼女は無意識のうちにいつも首を右に傾けるのが癖になっていたのです。

その患者さんは私の説明を聞いて、「イメージチェンジも兼ねて髪型を変えてみる」と言って帰っていきました。

そして約半年後、髪型を一新した彼女がふたたびクリニックを訪れました。すると、頭痛のほうはすっかり改善し、今では痛み止めが必要になることはほとんどないというではありませんか！　髪型を変えただけで、ここまで頭痛が改善するとは思わなかったと、驚いた顔をされていました。

首の傾きは、そこから枝分かれしている神経を圧迫し、頭痛や首痛ばかりか、神経のつまりの原因にもなって老化を進めてしまいます。

彼女の場合、前髪を伸ばして、いつも同じ側で分け目をつくる髪型をしていることが、神経の老化につながっていたのです。

このように、「神経」の老化はなにも「年齢のせい」だけではありません。

「体が動かないのは歳のせい」「年齢を重ねれば、病気になるのは当然」と、いつまでも年齢を理由にしていれば、どんどん神経は老いていきます。

第４章で紹介するような、神経が若返る習慣を生活に取り入れることも大事ですが、**老化が加速する習慣をやめることも同じくらい大切**ですので、気をつけましょう。

「脳」が勝手に若返るすごい方法

あなたは「認知症」の原因はどこにあると思いますか？
おそらく、ほとんどの方は「脳」と答えるのではないでしょうか。

たしかにこれまでは、脳に「アミロイドβ」といわれるタンパク質のゴミがたまることで、認知症が引き起こされると考えられてきました。ところが近年、アメリカの研究グループの調査によって、**認知能力の低下とアミロイドβの蓄積との因果関係に疑問符がつけられた**のです。

これまで、多くの認知症患者さんにアミロイドβを取り除く薬が投与されてきましたが、アミロイドβが減っても、認知症がなぜか改善しない場合がありました。そのため、今では「認知症の原因はアミロイドβがたまることだ」という説のほかにも原因があると考えられています。

では、認知症の主たる原因はいったいどこにあるのでしょう？

現在では、脳そのものではなく、**脳の神経**にその原因があるのではないかと考える学者が増えています。

脳内の神経が老化してミエリンがボロボロになったため、電気がうまく流れずに漏電し、その結果、認知症があらわれるのではないか、という説が有力になっているのです。

この説を裏づける、こんな報告があります。ミエリン再生を働きかける薬が開発され、その薬を服用した患者さんのミエリンが修復されると、なんと**認知機能が劇的に回復する**という研究結果が出たというのです。

認知症の主な症状のひとつに挙げられるのが「物忘れ」です。

人間の記憶は、新しいものは脳の「海馬」というところに、古い記憶は「大脳皮質」というところに保存されるようになっています。

ところが、神経が老化してミエリンが溶けると、電気信号が漏れてしまい、本来なら海馬に届けられるはずの**「新しい記憶」が漏れて伝わらなくなってしまう**のです。

そのため、認知症になると昔のことはよく覚えているのに、新しいことはすぐに忘れるようになってしまいます。

そんな物忘れをなくし、脳を若返らせて認知症を改善するには、脳内の神経を取り巻く電線カバーを修復して、新しくミエリンを巻きなおす必要があります。

ちなみに脳は神経の一部ですから、末梢《まっしょう》神経にしても脳内の神経にしても、ミエリンの材質はほぼ同じ。巻きなおすために必要な栄養や条件も同様です。

つまり、**末梢神経を若返らせるということは、自動的に脳内の神経を修復し、脳自体も若返らせていることになる**のです。

さあ、ミエリンを巻きなおそう！

この章では「神経の若さを維持するカギは電線カバーの役割を果たすミエリンが握っている」ことをお伝えしました。ミエリンをしっかり巻きなおすことができれば、神経はどんどんよみがえっていきます。

そこで本章の最後に、ミエリンの大事な役割についておさらいしておきましょう。

●電線カバーがしっかり巻かれていると電気信号のスピードが上がる

神経を取り巻く電線カバーは、ところどころ途切れて神経が剝き出しになっていて、電気信号はその途切れた部分だけを跳ぶようにして伝わる。この**「跳躍伝導」**のおかげで、電気信号は高速で流れることができる。

●電線カバーは電気信号の漏電・遮断を防いでいる

電線カバーが溶けると、電気信号の流れが遅くなる。さらに、電気の流れすぎや漏電まで招くため、電気信号が断たれたり、まちがったところへ流れたりして、いろんな不調が発生する。健全な電線カバーは、こういったトラブルを未然に防いでいる。

ミエリンは私たちの健康を大きく左右する存在です。最近ではその重要性が認識されはじめ、ミエリンの再生をうながす治療薬や、ミエリンを可視化する新たなＭＲＩ撮影法の開発などが急ピッチで進められています。

私たちが手足の皮膚を切ったり、骨折したりしても、きちんと治療すれば皮膚や骨は再生して治すことができます。

でも、人間のすべての組織がこのような再生力を持っているわけではありません。一度切られてもまた生えてくるトカゲのしっぽとは異なり、人間が手や足を失ったら二度とは生えてきませんし、筋肉やほとんどの臓器も自然には再生できません。

その点、ミエリンは損傷しても、ごく自然に再生することができます。

神経が老化して一度電線カバーが溶けてしまったとしても、あきらめる必要はまったくないのです。

私が「神経クリーニング」と呼んでいる若返り法は、神経のつまりを取ったり、酸素を十分取り込んだりして、この「ミエリンを巻きなおす」ことが目的です。

たとえ何歳になっても、すでに神経の老化が始まっていても、これからお伝えする**「神経クリーニング」でふたたびミエリンを巻きなおして神経を若返らせることは、だれにでもすぐ始められる**のです。

第2章

あらゆる不調を招く
3つの
神経トラブルとは

「つまり」「漏れ」「流れすぎ」で老いが加速する

最近つくづく感じるのが、昔に比べて停電が少なくなったなあ……ということです。実際、今の日本は世界的に見ても電力供給が安定しており、停電の少なさでは突出しています。

少し前にはなりますが、2001年から2002年における一般家庭の年間平均停電時間はアメリカが73分、イギリスで63分、フランスは57分なのに対し、日本はわずか9分だったそうです。

とはいえ、突然の停電はやはり困りもの。普通の家電は一時的に電気が止まってもさほど困りませんが、パソコンのような複雑な機械にとっては、停電が命取りになることもあります。パソコンを起動している最中に電気が止まってしまうと、完全に壊れてしまう危険もあるほどです。

困るのは停電だけではありません。

落雷などにより一気に電気が流れてしまっても、パソコンは大きなダメージを受けてしまいます。建物や電柱などに落ちた雷によって生じた大きな電流が、電線や電話線を伝わってパソコンに流れ込んだ場合、故障は免れないでしょう。

また、「停電」や「電気が流れすぎる」ことがなくても「電気が漏れる」可能性があります。なんらかのきっかけでコンセントから電気が漏れれば、火事につながる恐れもあるので、要注意です。

じつは人間の体もパソコンと同様、**電気トラブルにはとても弱い**という特徴があります。電気が遮断されたり、漏電や過電流が起きたりすると、神経の老いが一気に加速してしまうのです。

そのような「神経の老化現象」を次の3つに分類しましたので、それぞれどういった状態なのか、何が原因で起こるのか詳しく見てみましょう。

① つまり

神経の流れがつまると、電気信号のスピードが遅くなったり、停電のときのように流れが遮断されたりします。「つまり」の原因はいくつかありますが、多いのは**「姿勢の悪さ」**と**「貧血などによる血行不良」**でしょう。

姿勢が悪いと、歪《ゆが》んだ背骨や傾いた首の骨が神経を圧迫します。圧迫された神経とは、指で潰されたホースのようなもの。中を通る水の流れが滞るように、電気信号の流れもつまってしまいます。

また前章でも述べたように、血行不良は神経の酸素不足を招き、ミエリンの巻きなおしがむずかしくなります。そのため、電気信号がうまく伝わらず、ますます停滞してしまうのです。

② 漏れ

ミエリンが溶けて、その部分から電気が漏れると、本来届けるはずではない場所に電気信号が流れてしまったり、ミエリンが破れているところから神経伝達物質（アドレナリンなど）が漏れたりします。

この電気信号の「漏れ」によって、痛みなどの不調が生じるのです。

漏れを引き起こす原因は、神経が圧迫されることや、ミエリン再生の原料不足などによる**ミエリンの損傷**だと考えていいでしょう。

③ 流れすぎ

神経を通る電気信号が流れすぎると、ショートしてミエリンが壊れたり、神経が興奮状態におちいったりしてしまいます。

電気信号が流れすぎる原因は、姿勢が悪いことにより**神経が圧迫されたり、自律神経のバランスが乱れたりすること**や、**外部からの過剰な刺激**によってストレスを強く感じることです。

電気信号の「流れすぎ」が原因で神経のつまりや漏れが起きることもありますが、反対につまりや漏れがきっかけとなって過剰に流れすぎてしまう場合もあります。

こうした3つのトラブルの影響で神経の老化が進むと、さまざまな病気の影響を受けやすくなり、それがさらなる不調を招きます。

それぞれのトラブルが引き起こす不調をまとめると、次のようになります。

①　**つまり**

便秘、腰痛、認知症、むくみ、しびれ、廃用性筋萎縮《はいようせいきんいしゅく》（筋肉トラブル）、冷え性など

②　**漏れ**

糖尿病（高血糖）、高血圧、神経障害性疼痛《とうつう》、めまい、ふるえなど

③　**流れすぎ**

腰痛、ひざ痛、肩こり、頭痛、首痛、生理痛、耳鳴り、眼精疲労など

それでは、なぜこれらの病気や不調が3つの「神経老化現象」によって起きるのか、詳しく述べていきたいと思います。

ご自分に関係があると思ったところ、心配な病気に関しては、神経クリーニングの予防・改善効果を高めるためにも、ぜひじっくり読んでくださいね。

1 「つまる」と起きる病気

◎つまると「便秘」と「腰痛」が同時に起きる

便秘というと2日も3日も便が出ないものと思われがちですが、たとえ毎日排便があったとしても、量が少なかったり、便が硬かったり、残便感がある場合も便秘と診断されることがあります。

まずは健康な人の排便の仕組みを説明しましょう。

私たちが食べ物を口にすると、その刺激が神経を通って大腸に伝わり、腸が縮んだり伸びたりする運動が起きて、便が直腸へと運ばれます。

すると、直腸のセンサーが便の到着を神経経由で脳に伝えます。センサーからの知らせを受けて脳は即座に「便を出せ」という指令を出し、直腸の便を送り出す力が強くなって、私たちは初めて便意を覚えるのです。

なぜ便が出なくなってしまうのか――。

じつは、**便秘の原因はほとんどの場合、神経のつまり**にあります。

神経の流れが悪いため直腸のセンサーが鈍くなり、必要な情報が脳や腸に届かないので、便意が起こりにくくなってしまうのです。便秘を引き起こす神経の流れの悪化は、多くの場合、**姿勢の悪さ**によって引き起こされます。

猫背になるとお腹《なか》が圧迫されて神経の流れが悪くなり、「つまり」が起きます。すると、「食べ物が胃に入った」「便が直腸に届いた」という情報も、脳からの「便を出せ」という指令も届きづらくなってしまう。しかも、姿勢が悪いと胃も圧迫されるので、食事や水分も摂取しにくくなって便の量が少なくなったり、硬くなりすぎたりして、さらに便秘になりやすい状態ができるのです。

便秘で悩む人は腰痛を抱えていることも多いのですが、それはなぜでしょう?

私たちのお腹の中には、腸間膜《ちょうかんまく》というカンガルーの袋のような薄い膜があり、腸を包み込んで支えています。

便秘になると、腸の中に便がたまるので、腸間膜の中身はものすごく重くなります。腰は、その重い袋をずっとつりさげている状態になるため、大きな負担がかかり、腰の神経は常に刺激され続けることに。その大きな負担や電気信号のせいで、腰痛が起きるのです。

ようするに、**お腹側で神経の流れがつまってしまう分、反対に腰側には電気が流れすぎてしまう**のです。電気は流れなくても流れすぎても、体には良くありません。姿勢を正して、体の前も後ろも電気がスムーズに流れるよう心がけましょう。

◎「認知症」の原因は感覚神経のつまり

認知症は神経の老化とたいへんかかわりが深い病気です。

認知症の発症の仕組みには、前章で述べた通り、脳内の神経を包むミエリンが損傷して電気信号が漏れ、それによって認知機能が低下するというものもあります。

ミエリンの損傷はさまざまな原因で引き起こされますが、そのひとつと考えられるのが**感覚神経のつまり**です。

感覚神経がつまって流れが悪くなると、五感をはじめ、痛み・熱さ・冷たさなどの感覚が鈍くなります。

すると、そういった情報が脳に届かなくなるので、脳は働かなくなり、神経回路がさびつきはじめます。その結果、脳内の神経のミエリンがどんどんボロボロになって、認知機能が低下してしまうのです。

認知症患者さんの多くは「耳が遠くなった」「目が見えづらくなった」「味や匂いがわからなくなった」といった症状を訴えます。温度の感覚もわからなくなるので、低温やけどのリスクも高まるし、のどの渇きにも鈍感になってしまうため熱中症も悪化しやすくなります。

こういった**五感の鈍化こそ、感覚神経がつまっている証《あかし》**にほかなりません。

かつて、発見されるまで10キロメートル以上も徘徊《はいかい》し続けた認知症患者のお年寄りがいました。通常ならご高齢になると運動量が下がり、長時間歩くのはむずかしいはずです。

でも、感覚神経がつまって鈍くなると、筋肉の痛みや疲れなどの情報が脳に伝わらないため、疲れを認識できず、どこまでも歩き続けてしまうのです。

「うちのおばあさんは足腰が丈夫で、歳《とし》をとってもいくらでも歩けるのよ」

そんな元気なおばあさんは家族の自慢ですが、もしかすると疲れ知らずな足腰の丈夫さは「感覚神経がつまっている」サインかもしれません。

脅かすようなことを言って恐縮ですが、もし不安になった人がいてもご安心ください。神経クリーニングを実践すれば、神経が若返って感覚神経のつまりもしっかり取れていきますので。

認知症であっても、自分の力で良くすることはできるのです！

◎神経がつまると「筋肉の認知症」になる

五感をはじめとする情報が脳に流れなくなると、脳内の神経はさびつき、認知症を発症すると述べましたが、**同じような現象は筋肉にも起こります。**

たとえば、スポーツマンの人でも、脳卒中によって右半身か左半身のどちらかに麻痺《まひ》が残って体が思うように動かなくなると、どうしても運動から遠ざかってしまいがちです。すると、**麻痺していないほうの手足まで運動能力が低下**し、うまく動かすことができなくなります。つまり、なにも問題なかった体の部分までもが、健康を失ってしまうのです。

これを医学用語では「**廃用性筋萎縮**」といいます。

筋肉は運動して鍛えると発達して太くなりますが、逆に長い間使わなければどんどん細くなり、運動能力は低下します。これは脳卒中だけでなく、さまざまな病気で長く床についていたり、体を全然動かさなかったりしたときにも起きる現象です。

筋肉を動かすと、その部分の神経に電気が流れます。それを何度も繰り返すと神経の働きが活発になり、今度は神経が筋肉に対して筋タンパク質合成をうながす電気信号を流します。その信号を筋肉が受け取って発達し、太くたくましくなるわけです。

しかし、電気が流れないと神経の働きは低下し、筋タンパク質合成もおこなわれなくなってしまいます。

つまり、**神経がつまって電気が通らない状態が長く続くと、筋肉が萎縮して、そのうち手足を動かすのがむずかしくなってくる**のです。

しかも、廃用性筋萎縮が起きると、手足が動かせないために「むくみ」や「しびれ」といった症状まで出てしまいます。

運動は、筋肉を鍛えるだけでなく、**感覚神経にも運動神経にも電気信号を流す行為**です。足を動かして歩けば、感覚神経を通じて「足の裏が地面を踏んでいる」という情報が脳に届きますし、「足を動かせ」「手を振れ」という指令も電気信号となって運動神経の中を流れていきます。

こうやって、人は**運動することで神経に電気を流して回路を磨きます。**そして、この神経のおかげで筋肉は鍛えられ、健康な体を保つことができるのです。

◎つまりが引き起こす「偽冷え性」とは

多くの女性が悩んでいる冷え性は、季節に関係なく血行不良が原因で起こる症状です。冷えが高じて、しびれや痛みが生じることもあります。

健康な人ならば血液は体全体に行きわたりますが、血行が悪いと手足に血液が届きにくく、冷たくなってしまいます。というのも、ポンプの役割を果たす心臓は体の中心にあり、その近くにある内臓に血液が優先的に送り込まれるため、心臓から遠い手足は後回しになってしまうからです。

実際に冷え性の人の手足を触ってみると、暑い夏でも氷のように冷たく感じます。手や足がまっ白、あるいは紫色で、見た目にも血行の悪さが確認できるほどです。

そういう人は体温も低く、34～35度しかない、なんていうことも。

ところが、冷えを訴えているのに、手足を触ってみるとポカポカしている人がいます。それでも本人たちは手足の冷えを感じて、つらくて仕方がない様子。私はこの症状を **「偽冷え性」** と呼んでいます。

この偽冷え性は、神経がつまることで、温度の感覚に狂いが生じている状態です。「冷たい・熱い」という感覚をつかさどる温熱感覚神経が老化して、本当は血行良好なのに、冷えを感じてしまうのです。この場合も、神経のつまりさえ改善できれば、症状は回復に向かいます。

また、神経クリーニングをすれば血行も良くなるので、「冷え性」も改善できます。

2 「漏れる」と起きる病気

◎「糖尿病」になると手のひらで火事が起きる！

糖尿病の患者さんを悩ませるつらい痛みやしびれは、神経の漏れによって起こる症状で「糖尿病性末梢《まつしょう》神経障害」といいます。

糖尿病により神経を守っているミエリンが溶けて損傷した結果、そこから電気信号が漏れ、見た目にはどこも腫れていないのにひどい痛みやしびれを感じるのです。

この糖尿病性末梢神経障害は「糖尿病性網膜症」「糖尿病性腎症」と並んで糖尿病の三大合併症といわれており、そのなかでももっとも発症率が高い症状です。最初は足の裏や足指に痛みやしびれが生じ、やがて手指にも症状が出てきます。

この「ピリピリ」「じんじん」といった、なんともいえない痛みやしびれが起きている手のひらの下では、神経がたいへんな興奮状態におちいっています。

糖尿病によって血行が悪くなったせいで、感覚神経のミエリンが損傷して漏電を起こすと、神経内では**「自然発火」**という現象が起こります。これは、まさしくショートした電線から火花が散るようなもの。

この現象が発生すると、普段なら痛みを感じない程度の刺激はもちろん、実際に刺激がなかったとしても痛みを覚えます。

まさに、足先や手のひらの皮膚の下にある神経が、火の気もないのに勝手に燃え上がっているような状態になるのです。

さらに自然発火が続くと、神経はますます老化して感覚が鈍くなり、痛みすら感じなくなります。そうなると傷を負ってもそれに気づかず、そこから細菌に感染してしまい……なんてことにもなりかねません。

なので、糖尿病による「足先・手のひらの下の火事」を、神経クリーニングでしっかり予防すると同時に、運動習慣を取り入れて糖尿病自体も遠ざけていきましょう。

◎「血圧」「コレステロール値」が下がる「漏れない生活」

年齢を重ねると、健康診断を受けるたびに血圧やコレステロール値、中性脂肪の値に一喜一憂する人が増えます。

特に悪玉コレステロールといわれるＬＤＬコレステロール値が高くなると、脂質異常症、高血圧、前述した糖尿病、メタボリックシンドロームといった生活習慣病が近づいてくるので、おおいに気をつけたいものです。

生活習慣病は食習慣や運動習慣、休養、喫煙、飲酒などの毎日の生活習慣が発症や進行に大きくかかわる病気なので、神経はその予防や改善には関係ないように思われますが、そんなことはありません。

悪玉コレステロール値が上がる原因には、加齢や運動不足、暴飲暴食があります。

若いころは代謝がいいため、コレステロールや脂質を体にため込まずに済みましたが、歳をとるとうまく代謝や燃焼ができなくなります。

加齢はともかく、運動不足や暴飲暴食を避けることなら私たちにもできるはずなのですが、生活習慣を改めるというのは口で言うほど容易ではありません。

特に神経が老いて電気信号が漏れると体のあちこちが痛くなり、ますます運動不足に拍車がかかります。

それに、第5章で書くように神経は心の状態も反映するので、神経の老化は意欲の低下も招きます。すると、運動する気もどんどんそがれていくことに。

そうやって運動から遠ざかることで、血圧などがどんどん高くなっていくのです。

恐ろしいのは、脳梗塞《こうそく》や心筋梗塞のような命にかかわる病気も生活習慣病のなれの果てだということです。

もし、脳梗塞を起こしたら、たとえ一命を取り留めてもたいへんです。後遺症が残れば、ますます運動するのがむずかしくなり、生活習慣病が悪化する負のサイクルにおちいる可能性が高くなります。

そのサイクルから抜け出すには、やはり運動して神経に電気を流し、どんどん神経を若返らせるしかないでしょう。

というのも、じつは脳梗塞の後遺症などでリハビリをするのは、壊れた神経回路や衰えた筋肉を鍛えて修復すると同時に、残された神経機能を老化させないようにするためなのです。

つまり、**神経も筋肉も、歳をとってからでも鍛えることができる器官**だということ。だとすると、加齢を理由に、神経の若返りや生活習慣病の改善をあきらめるのはもったいないと思いませんか？

適度な運動をするというのはミエリンの巻きなおしをうながすことになるので、まさに神経の漏れを防ぐことと同じです。地道に運動を続けていけば、神経も刺激されて若返り、**血圧やコレステロールの値も改善できる**のです。

◎「痛み」は神経で解決する

神経の老化が直接の原因になる痛みのことを「神経障害性疼痛」といいます。

腰から足にかけて伸びている神経が圧迫されることで痛みやしびれが起きる**「坐骨《ざこつ》**

神経痛」や、顔や舌、のどに激しい痛みが生じる「**三叉**《さんさ》**神経痛**」「**舌咽**《ぜついん》**神経痛**」も神経障害性疼痛の一種です。これらの神経痛は、神経が血管に圧迫された結果、神経が傷つき、そこから電気信号の漏れが起きて痛みが生じる病気です。

こうした**神経障害性疼痛の場合、ロキソニンやボルタレンのような一般的な痛み止めを服用しても、効果はありません。**というのも、痛み止めは炎症をしずめて痛みを抑える薬ですが、神経障害性疼痛は「老化した神経が直接起こしている痛み」なので、炎症はもともと起きておらず、効きようがないのです。

そのため、神経障害性疼痛には痛みを伝える神経伝達物質の過剰放出を抑える「リリカ」という治療薬が用いられます。

しかし、重度の三叉神経痛などの場合、こうした薬を服用しても痛みが治まらないことがあります。その際には脳神経外科で圧迫している血管を神経からはがし、神経と血管の間に柔らかいクッション材を入れる手術をおこないます。

多くの人は、目が痛いなら眼科へ、鼻が痛いなら耳鼻咽喉科へ、歯が痛いなら歯科へ駆け込むと思いますが、市販の痛み止めが効かないときには、神経の漏電が原因の可能性があります。専門の診療科に加えて、脳神経外科も受診することをおすすめします。

もちろん、本書で紹介する「神経クリーニング」で、こうした痛みを予防・改善することもできますが、痛みがひどい場合は医師に相談しましょう。

◎耳の電気が漏れると、「めまい」が起きる⁉

めまいは大別すると2種類あります。自分や周囲がグルグル回転するように感じる**「グルグルめまい」**と、船に揺られているような感覚になる**「フワフワめまい」**です。そのちがいは「体のどこにめまいの原因があるのか」です。

そもそも「めまい」というのは、体のバランスをとるための機能に問題が起きると発生する症状です。

私たちが目をつぶっていても立っていられるのは、足にある**「深部知覚」**という感覚神経のおかげ。この神経は足の関節の位置や向きの微妙な変化を認識し、その情報を内耳（耳の中にあるバランス調節器官）や脳に送り続けています。

だからこそ、私たちはでこぼこな道でも歩くことができ、急な坂道でもバランスを崩さずに前に進めるのです。

「グルグルめまい」は耳の神経から電気が漏れると発症します。体の動きをキャッチする三半規管の神経などが漏電し過剰電流が流れるので、体が回転しているかのような錯覚を起こし、平衡感覚が狂ってめまいが起きるのです。

「グルグルめまい」では、命に危険が及ぶケースはほとんどないので、激しい頭痛や手足に力が入らない、舌がもつれて話しづらいなどの症状がなければ、神経クリーニングで症状は改善していきます。

一方、「フワフワめまい」は、めまいの症状自体が「グルグルめまい」に比べて軽いので軽視してしまいがちですが、とても怖い病気が隠れている可能性があります。なぜなら、このタイプのめまいの原因は「脳」にあるからです。

神経が若ければ、体のバランスが崩れても、瞬時に感覚神経がその原因を脳に知らせるので、体の傾きを変えたり体重のかけ方をずらしたりしてバランスをとることができます。

ところが、脳幹など脳の中心部の血流が悪くなると、酸素や栄養分が脳に行きわたらなくなります。すると脳内の神経のミエリンが老化して漏電を起こし、感覚神経が送ってきた情報をうまくキャッチすることができなくなってしまうのです。

このタイプのめまいは脳卒中など重大な病気の前兆かもしれないので、絶対に軽視しないでください。

神経を若返らせてめまいを予防することも大切ですが、「フワフワめまい」が繰り返し起きる場合には、重大な病気のサインかもしれないので、できるだけ早く脳神経外科や神経内科を受診しましょう。

◎なぜ歳をとると「ふるえる」のか

高齢になると、手がふるえてコップがうまく持てない、字が書けないなど「ふるえ」に悩む人が多くなります。座ってテレビを観《み》ているときなど、知らず知らずのうちに手ばかりか頭までフラフラしている人もいるほどです。

こうしたふるえを医学用語では「振戦《しんせん》」といいます。

手がふるえる病気としてよく知られているのが「パーキンソン病」。これは、運動を調整している「黒質」と呼ばれる脳の部分に問題が起こる難病です。手のふるえだけではなく、顔の筋肉の硬直や「最初の一歩が出づらい」「一度歩きはじめると前のめりになって止まれない」など、特有な症状がみられます。

パーキンソン病は脳に原因がありますが、高齢者によくみられる老人性のふるえは、脳や体に問題はなく、神経の老化が大きく影響しています。

おそらく血行不良などによってミエリンが破れて神経が漏電し、脳の指令（ドーパミン）がうまく体に届かなくてふるえを調節できなくなっているのでしょう。

原因がミエリンの老化にあるので、**神経クリーニングをきちんとすればふるえはある程度改善できます。**

高齢者のふるえは症状が進行することもないので、命にかかわることはありませんが、パーキンソン病など別の病気の可能性もありますから、先に述べたような症状がある場合は神経内科を受診するのをおすすめします。

3 「流れすぎる」と起きる病気

◎「腰痛」「ひざ痛」の犯人は「流れすぎ」！

電気信号があふれると、神経は興奮状態におちいります。こうした電気信号の「流れすぎ」によって生じる典型的な症状に、腰痛やひざ痛が挙げられます。

ひざを伸ばしたまま重い荷物を持ったり、姿勢が悪かったり、うつぶせになって本を読んだりする習慣があると、腰に大きな負担がかかって電気が一気に流れるため、腰痛が生じやすくなります。

いわゆるギックリ腰も、こうした物理的な負担がきっかけで電気信号が神経に流れすぎて起きる症状です。

腰の筋肉は加齢や運動不足によって衰えやすく、こうした筋力の低下も腰痛の大きな原因とされていますが、慢性的な腰痛は、ストレスなどの影響も強く受けることがわかってきました。

心理的な負担が過剰にかかった場合でも、神経に大量の電気信号が流れ、腰に痛みが生じるのです。

また、椎間板が突き出て、神経が圧迫されることで生じる「椎間板ヘルニア」も電気の流れすぎが原因です。神経が圧迫されて滞った電気信号が一気に流れるため、激しく痛むことが知られています。

ひざの痛みも原因はさまざまですが、多くの場合、骨と骨がぶつからないためのクッションの役目を果たす関節軟骨の劣化が影響しています。

ひざ関節の周囲にはたくさんの神経が通っているため、少しでも関節に異常が生じると、まわりの神経が刺激され、過剰な電気信号が一気に流れて「痛み」が顔を見せるのです。

いずれにしても、腰痛やひざ痛などの関節の痛みの場合、過度な負担がかからないように、周辺の筋肉を鍛えたり、神経クリーニングで姿勢を矯正して体への負荷を減らすよう気をつけたりすることが大切です。

また関節の柔軟性を高め、動きを良くするストレッチも、姿勢が改善されて神経が若返るので効果的です。

◎「肩こり」「頭痛」「首痛」は一気に治せる！

整形外科的には肩こりや頭痛、首痛の原因は「骨の歪み」にあるといわれますが、**骨に異常がなくても神経に問題があれば痛みは生じます。**

現代人の生活スタイルは、神経が老化して発症する肩こりや頭痛、首痛の原因のオンパレード。一見、パソコンやスマホのおかげで生活が楽になったようにも思えますが、そうしたテクノロジーの発達は、肩や首はもちろん、神経にとって大きな負担になっているのです。

人間の後頭部には「大後頭神経」という神経が走っています。頭だけでなく、首や肩にまで下りてきているこの神経はとてもデリケート。

ここに過剰な電気信号が流れると、頭や首、そして肩にもキリキリとした痛みが起きます。これは「大後頭神経痛」という、神経に電気が流れすぎることで生じる痛みです。

大後頭神経痛が起きる最大の要因は、姿勢の悪さです。

パソコンやスマホを使うときにうつむいた姿勢をとり続けると、頭の重みで首の後ろが引っぱられるため大後頭神経は常に緊張状態になり、電気が流れやすくなりすぎてしまうのです。

成人の頭の重さはおよそ7キロもあるといわれています。その重い頭も背骨の上にきちんと乗るような位置にあれば問題ないのですが、あごが胸板よりも前に突き出ていたり、頭が垂れた姿勢になったりしていると、首や背中の筋肉が引っぱられて、神経に大きな負担がかかります。

また、この大後頭神経は疲れやストレスに敏感です。疲れやストレスがたまると、大後頭神経はすぐに反応し、過剰な電気が流れはじめます。

すると神経は興奮状態になり、肩や首の筋肉をギュッと締めつけることに。筋肉が収縮すれば血流が悪くなるので、同時に頭痛も起きる、というわけです。

こうした痛みには、とにかく姿勢を正して神経の通りを整え、心身ともにリラックスして疲れをためないことが大切です。

◎「生理痛」は体内版こむら返り

生理痛は痛みの大きさや症状に個人差があります。

子宮内膜症や子宮筋腫などの病気があると痛みが激しくなるのはもちろんですが、たとえ病気がなくても子宮が未発達だったり、血行が悪かったり、自律神経のバランスが崩れたりすると、生理痛の症状は悪化します。

生理というのは、女性の体に約28日周期で訪れる現象で、子宮内膜がはがれて体外に排出される現象です。生理が起きる前の子宮内膜はものすごくうっ血した状態ですから、神経には「腫れているぞ」という信号が流れます。そのため、生理前でも痛みが生じるのです。

経血や子宮内膜を体外に排出するとき、子宮の筋肉は陣痛と同じようなメカニズムで収縮します。

ところが子宮が未発達で子宮口が狭いと経血を排出しづらいため、ホルモンが過剰に分泌され、より強い収縮が起きてしまいます。その激しい痛みは陣痛にたとえられるほどです。


ひどい生理痛は子宮の筋肉が激しい収縮を繰り返しているので、まさにお腹の中でこむら返りが起きているのと同じこと。

こむら返りならストレッチなどをして対処することもできますし、痛みの持続時間もせいぜい数分ですが、生理痛の場合にはそれが2~3日、長い人になるとさらに数日続きます。また精神的なストレスによって、ホルモンや自律神経のバランスが崩れるとますます痛みは強まります。


激しい生理痛は、筋肉を収縮しろという電気情報が流れすぎて、神経が興奮してい

る状態です。睡眠不足や不規則な生活、過度なダイエット、運動不足などに気をつけつつ、神経クリーニングで心身の状態を整えることで、体の緊張を解いて血流をうながし、自律神経のバランスも整って痛みは改善されます。

◎治らない「耳鳴り」を消すたったひとつのワザ

実際には鳴っていないのに、「キーン」という金属音や「ジィー」というセミの鳴き声のような音が聞こえるのが「耳鳴り」です。

日本人のおよそ1割強の人が耳鳴りを経験しており、そのうち約2割の人が深刻な症状に苦しんでいるといわれています。

にもかかわらず、その原因はいまだにわかっていません。「どうして耳鳴りが起きるのか？」がはっきりしていないため、**現代の医療では確実な治療法が存在していないのです。**

たかが耳鳴りと考える人もいるかもしれませんが、耳障りな音が途切れることなく聞こえているというのは想像以上につらいもの。場合によっては、耳鳴りが「不眠」や「うつ」などを引き起こすこともあるほどです。

多くの場合、耳鳴りを訴える患者さんの耳そのものには異常がありません。とはいえ、実際には聞こえない音が聞こえているのだから、**音の入口である耳と、その情報を受け取る脳までを結ぶ神経のどこかに異常があると**疑うべきでしょう。

私は、音を電気信号に変換する役割を担った**聴神経**か、その電気信号を受け取って音を認識する**大脳の聴覚野の神経**のどちらか、あるいはその両方が過敏になっていることが原因ではないかと考えています。耳と脳の間にある神経が老化して、電気信号を異常に増幅させている可能性があるのです。

耳鳴りの確たる治療法はないものの、ストレスを軽減したり、動脈硬化を改善する薬を服用したりすることで、症状の改善がみられる患者さんもいます。**これらの対処法は神経を若返らせていることと同じ**なので、神経クリーニングを実践すれば、耳鳴りを軽減・予防することができます。

また、ビタミンB12など、耳鳴りに効く栄養素を摂取すると症状が治まるケースもあるので、ひどい場合は必ず耳鼻咽喉科で相談しましょう。

◎視神経への流れすぎが引き起こす「目の疲れ」

最近、パソコンやスマホの画面から放たれるブルーライトから目を保護するメガネが人気を博しています。それだけ目の疲れに悩む人が多いということでしょう。

パソコンやスマホの画面を長時間見続けるのは、神経に過剰な電気を流して刺激を与え続け、いたずらに興奮させているようなもの。私たちが考える以上に、ブルーライトは強烈な刺激となって視神経を痛めつけています。

このブルーライトの明るさはとても強く、目の奥にある網膜にまで届きます。そのため、この光をずっと目にしていると視神経に電気が流れすぎ、眼精疲労が起きてしまうのです。

ただでさえパソコンやスマホの画面を凝視すると、まばたきの回数が少なくなって目の乾燥が続き、目に疲れがたまりやすくなります。そのうえ、ブルーライトという刺激まで加われば、疲れはたまる一方です。

液晶モニターの明るさを弱めて目に入る刺激を低くし、適度に休憩をとり、ストレッチでこりをほぐして全身の血行を良くすることを心がけましょう。

また、**30秒間「遠くを見る」**と、視神経が伸びて流れが整うので、疲れがとれて視神経が若返り出します。ぜひ試してください。

この「遠視法」、日頃ブルーライトの刺激を受けていなくても、老眼や「目が疲れた」ときにも効果があるのでおすすめです。

自律神経は「ついで」に整える

ここで、最近注目を集める自律神経にも少し触れておきたいと思います。

序章でも説明したように、脳という司令塔の命令に素直に従うほかの神経とはちがい、自律神経の働きは私たちの意思ではコントロールできません。**私たちの意思とは無関係に命を守るために独立して働くからこその〝自律〟神経**なのです。

自律神経は相反する働きをする2つの神経から成りたっています。それが「**交感神経**」と「**副交感神経**」。

この2つの神経は体の器官に対してまったく反対の作用を及ぼし、体の機能を調節しています。双方がうまくバランスをとって働くことで、体は健康を保てるのです。
そんな2つの神経の主な役割は次の通りです。

［交感神経］…「活動量アップ！」のイメージ

日中活発に動いているとき、緊張下にあるとき、ストレスを感じているときなどに働きます。

- 瞳孔を大きくする
- 心臓の鼓動を速める
- 血圧を上げる
- 消化器官の活動を抑える
- 白血球（顆粒《かりゅう》球）の数を増やす
- 呼吸を速める

［副交感神経］…「活動をしずめる」イメージ

夜、寝ているときや休息時、リラックスしているときなどに働きます。

・瞳孔を小さくする
・心臓の鼓動を遅くする
・血圧を下げる
・消化器官の働きを活発にする
・白血球（リンパ球）の数を増やす
・呼吸を抑える

健康な体は、日中は交感神経が優位になって仕事をバリバリこなし、夜は副交感神経が優位になってリラックスモードに入れるようになっています。

ところが、現代人の多くは不規則な生活やストレスの影響で、常に過剰な刺激にさらされています。すると、夜になっても交感神経から副交感神経にうまくバトンタッチできずに、常に交感神経が優位になりがちに。

長時間にわたってその状態が続くと、感情が不安定になり、消化器系の臓器の機能が低下して、ついにはさまざまな不調が起きてしまうのです。

自律神経は意思では調節できないという特徴のほかに、幸せホルモンともいわれる「セロトニン」や火事場の馬鹿力を引き起こす「アドレナリン」などの神経伝達物質を運ぶ役目もあります。

そのため自律神経が老化すれば、**神経伝達物質が届かない**、あるいは逆に**過剰に出てしまう**といった事態が生じます。「つまり」も「流れすぎ」も体には良くありませんから、不調が顔をのぞかせるわけです。

たとえば、「ふるえ」。パーキンソン病などによるふるえや老人性のふるえのことは前述しましたが、緊張したときや興奮して頭に血がのぼったときにあらわれる「ふるえ」もあります。

このふるえは自律神経のバランスが崩れて極端に交感神経優位に傾いたときに起きるものです。いわゆる「武者震い」もその一種で、これはアドレナリンが大量に出て心臓の脈拍が急に上がり、ふるえを抑えられなくなっている状態です。

このほかにも、加齢とともに自律神経が老化すると一層そのバランスは崩れやすくなり、**高血圧や夜中の頻尿**、**老眼**、**更年期障害**など、さまざまな不調がますます頻繁に起こるようになります。

でも、こうして自律神経のお話をしていると、こんな声がよく聞こえます。

「『自律神経を整える』という話はこれまでも聞いてきたけど、そう簡単にはできないよ。ストレスのない生活なんてありえないし、今さら生活リズムを変えるなんて無理だし……」

たしかに、生活リズムを改めるのはたいへんです。それどころか、生活習慣を改善するためにいろいろと気をつけるだけで疲れてしまいそうです。そんなことでは、かえって大きなストレスを抱え込んでしまいかねません。

じつは、自律神経のバランスが崩れるのには、神経の老化が大きく影響しています。なので、無理に自律神経だけを整えようとせず、感覚神経や運動神経をクリーニングするついでに自律神経も若返らせてしまえば、あらゆる不調が改善に向かうのです。

「そんなことできるの？」と思われるかもしれませんが、**「神経クリーニング」**を実**践すれば、自律神経もしっかり若返る**のでご安心ください。

自律神経を整えるためにくよくよ悩んだり、あれもこれもしなくてはとピリピリしたりするよりも、「ついでに元気になってやるか！」くらいの気軽さでどんどん神経を若返らせていけばいいのです！

「神経が若い人」になるたった2つのポイント

私は神経の老いを加速させる「つまり」「漏れ」「流れすぎ」は、次の2つの状態によって発生すると考えています。

それは、**「使わない神経が怠けて回路がさびついた状態」**と**「神経を通じて届けられるはずのものが届かない状態」**です。

いいかえれば**怠けている神経をシャキッと起こし、届けるべきものを届ければ、神経はおのずと若返る**ということです。

使われずにさびついた神経回路には、適度な刺激を与え、電気信号がスムーズに流れるようにすべきでしょう。

また、「姿勢の悪さ」や「血行不良」は、神経の流れをつまらせて、届けるべきものが届けられない状況をつくり出します。血行不良になれば、ミエリンが老化し、修復もできなくなるので漏電も引き起こされる事態に。

さらに、第1章で「前髪が長い人」の例にも出しましたが、悪い姿勢は神経のつまりを引き起こすだけでなく、神経を圧迫したり、引っぱったりして神経を刺激しすぎるため、過剰な電気信号を流すことにもつながります。

つまり、神経を若返らせるには、「適度な刺激を与える」「血行を良くする」「姿勢を正す」の3つを実践すればいいということです。しかも、正しい姿勢や適度な刺激は血行の改善にもつながりますから、実質的には**「刺激」と「姿勢」の2つさえ解決できれば、神経の老化を抑えることができる**のです。

次章では、いよいよ「刺激」と「姿勢」両方の側面から神経を復活させるクリーニング法をあますことなくお伝えしていきます。

ご高齢の方でも実践できる簡単な方法なので、ぜひ気軽に取り組んでどんどん神経を若返らせていきましょう。

第3章

実践！
たった2つの
神経クリーニング法

劇的に若返る「顔もみ」「姿勢正し」クリーニングとは

神経を若返らせるためには、神経の通り道をきちんと確保して、適度な刺激を与える必要があります。そのために私が注目しているのが、「顔」と「姿勢」だということは序章でお伝えしました。

では、なぜその2つが神経若返りのカギを握っているのか、少し確認しましょう。

まず、**「顔」にはたくさんの神経が集中**していましたよね。

体の中でもっとも感覚が鋭く、複雑で繊細な動きをするのが顔です。そもそも顔には目や鼻、口といった重要なセンサーが集中しているので、感覚神経が集まっているのも当然のことといえます。

それだけではなく、顔には眼輪筋《がんりんきん》や小頬骨筋《しょうきょうこつきん》、大頬骨筋《だいきょうこつきん》、咬筋《こうきん》など、さまざまな筋肉が集中しています。その数なんと30種類以上！

これらの筋肉を動かすわけですから、感覚神経のみならず、顔にはたくさんの運動神経が通っています。だからこそ、「神経に適度な刺激を与える」には、**顔をほぐして神経を刺激するのがもっとも効率がいい**のです。

42ページでも紹介しましたが、基本の「顔もみ」法である「顔つまみ」神経クリーニング法で刺激を与えると、平常時に比べて神経若返りに必要な脳内の酸素量が2倍以上も増えることがわかっています。

このときの脳活動の変化をうつした映像を見ると、平常時は血流が少ないため青く見える脳の映像が、「顔つまみ」法をおこなったとたん、まっ赤に変化するのがわかります。書籍ではこの劇的な変化を紹介できないのが残念ですが、その効果のほどは私が保証します。

「小さな口内炎」なのに痛みが大きいのはなぜ？

顔には本当にたくさんの神経が集まっているのですが、それを端的に示す例として

「口内炎の痛み」が挙げられます。

口の中を噛《か》んでしまったり、歯みがきの際に歯ブラシをぶつけたりしてできた傷に細菌が入って発症する「口内炎」。酢の物や醤油《しょうゆ》、柑橘《かんきつ》系の果物などが口内炎にしみて悶絶《もんぜつ》した人も多いのではないでしょうか。できた場所によっては、痛みのあまり食事もままならなくなってしまいます。

口内炎というのはたいていの場合、せいぜい数ミリ程度の小さな潰瘍です。にもかかわらず、食事がとれないなど、日常生活に支障をきたすほど激しい痛みが生じるのはなぜでしょうか。

その答えは、39ページの「ペンフィールドのホムンクルスの図」を見れば一目瞭然です。舌や歯茎が占めている大脳の感覚野があれだけ大きいのですから、小さな傷による痛みであってもとても大きく感じてしまうのです。

口内は、上顎《じょうがく》神経、下顎《かがく》神経と呼ばれる2本の神経にはさまれているので、痛みには敏感にならざるをえません。小さな口内炎の大きな痛みは、口内の神経がとても過敏なことの証《あかし》でもあるのです。

また、顔には顔面動脈や眼窩下動脈《がんかかどうみゃく》、浅側頭動脈《せんそくとうどうみゃく》など太い血管がたくさん走っています。顔をほぐしてマッサージするということは、顔に集中する神経に刺激を与えるだけでなく、**血行も改善して酸素の流れも良くできる**ということなのです。

まさに一石二鳥だと思いませんか。しかも、顔をほぐすだけなら座ったままでも簡単にできます。テレビを観《み》たり、お風呂に入ったりする時間を有効に使って、ぜひ気軽に取り組んでください。

あごを引くだけで頭がスッキリした！

顔をもんで神経を刺激したなら、次は「神経の通り道を確保」する番です。とりわけ、**多くの神経が行き交う背骨や首の位置を正す**ことが大切になってきます。

背骨は24個の小さな骨がつながってできています。その中心には脊柱管という神経の通り道があるのですが、脳から伸びた神経の束はこの中を通り、枝分かれしながら背骨の外に出て、内臓や手足など体のすみずみまで伸びていきます。

いわば、背骨は体を支える大黒柱の役目を果たすと同時に、**発電所からの電気を各家庭に送る送電線の通路としての役割も担っている**わけです。

ところが、そんな神経の通り道である背骨が姿勢の悪さによって歪《ゆが》んでしまうと、神経も曲がってしまいます。

内臓に通じる神経が圧迫されると、その内臓の働きが悪くなって機能障害が出てくるし、筋肉に通じる神経が圧迫されれば、麻痺《まひ》や痙攣《けいれん》、筋肉痛のような症状があらわれます。しかも、背骨が歪むと血行まで悪化してしまうことに……。

さらに追い打ちをかけるようですが、姿勢が悪いと肺が圧迫されて酸素が入りにくくなり、脳や臓器は酸欠状態になります。酸素不足はミエリンの再生を遅らせる天敵です。やはり、猫背は神経の老化をどんどん悪化させてしまうといわざるをえません。

逆にいえば、姿勢を正して背骨を伸ばせば、電気信号がうまく流れる通路を確保で

［「あご引き・胸出し」後の脳内酸素化ヘモグロビン変化量］

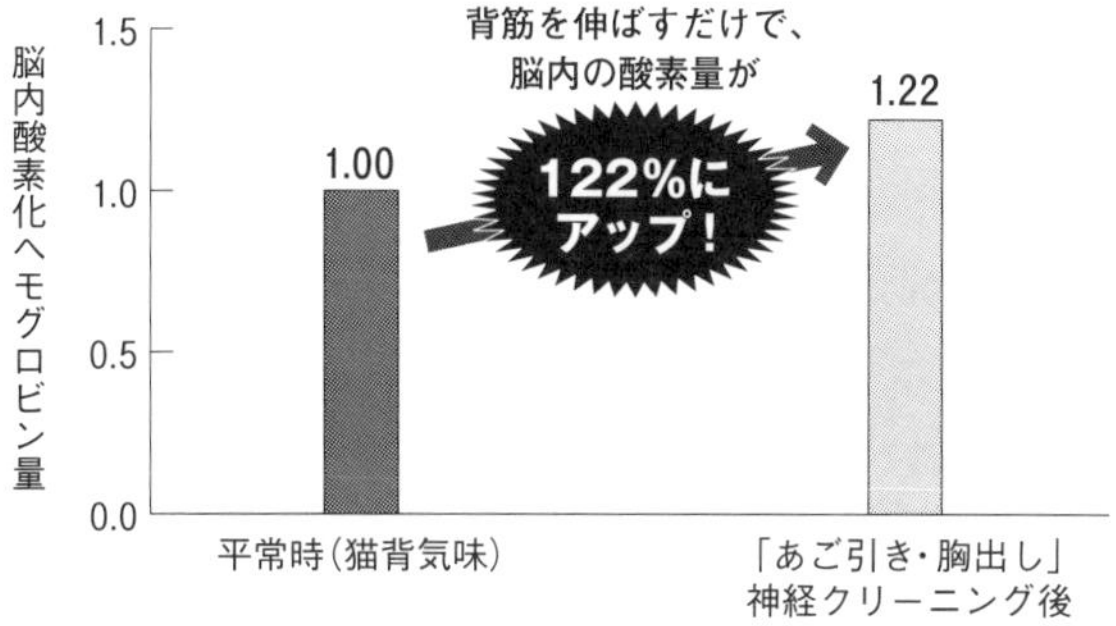

きます。さらに、肺の圧迫も防げるので、**神経のつまりと酸素不足、両方を一気に解決することができる**のです。

「顔つまみ」法と同様に、背中が丸まった猫背の姿勢と、「あご引き・胸出し」神経クリーニング法をおこなった後の正しい姿勢、それぞれの脳内の血流量を比べる光トポグラフィによる検証実験をしました。

その結果が上のグラフです。

猫背の状態では肺が潰れて深い呼吸ができないので、脳内の酸素化ヘモグロビン量は上がりません。

その状態を1とすると、「あご引き・胸出し」法を実践した後は1・22なので、**姿勢を正すだ**

けで血流が122パーセントもアップしているのがわかります。

この検証実験では「あご引き・胸出し」神経クリーニング法を座った状態でおこないました。検証に協力してくださったのは、小池さんの奥さまヒサコさん（78歳）。「あご引き・胸出し」法を20秒間3セットおこなってもらった結果、「頭が軽くなった感じがする」という感想を述べてくれました。

これは、姿勢を正すことによって脳内の血流量が上がり、酸素も流れたため、血行不良が和らいだからだと思われます。酸素不足は神経を老化させる原因のひとつでしたよね。神経の通り道を確保しつつ、酸素をたくさん取り込める「姿勢正し」神経クリーニングも、神経若返りには確実に有効なのです。

「顔もみ」と「姿勢正し」の2つの神経クリーニング、やはりかなり効果テキメンだったようで、小池さんご夫妻は検証後もきちんと続けてくれているとのこと。

方法自体とても簡単なので、「これなら続けられる！」と、とてもうれしいお言葉をいただきました！

「顔もみ」「姿勢正し」という2つのメソッドは、**神経を若返らせるのにもっとも効率が良く、確実な方法**です。まさに、「健康になるための最短の道」だといえるでしょう。

次のページから、いよいよそんな最強の健康法である「神経クリーニング」が登場します。

どのメソッドも簡単なものばかりですので、次の手順に目を通し、楽しんで「クリーニング」していきましょう！

【神経クリーニングの手順】

どの神経クリーニングも「1日○回まで」という制限はなく、やった分だけ神経は若返ります。体を痛めないよう、無理のない範囲で実践してください。

- 基本の2つの神経クリーニングは、できれば最低1日1回は取り組むようにしましょう。
- 応用編は、いつでも、何回でも、お好みのタイミングでお試しください。

基本の神経クリーニング法

まず、毎日してほしい「顔もみ」と「姿勢正し」クリーニング法の、基本形2つから紹介します。

1 「顔つまみ」神経クリーニング法

39ページの「ペンフィールドのホムンクルスの図」を見てわかるように、顔は体のなかでもっとも運動神経・感覚神経が集中している部位です。だから顔を刺激すれば運動系も感覚系も神経を元気にすることができます。

最初に紹介する「顔もみ」の基本は、**「顔つまみ」法**です。自分の顔を指を使ってつまむことで、ホムンクルス人形でひときわ大きく描かれた**顔と手を同時に刺激する**ことができます。

皮膚を傷つけないよう、あらかじめ爪は切っておきましょう。また、中指で小鼻の横を押すときは、気持ちいい程度の力にとどめるようにしてください。

❶ 爪を立てないように注意しながら、中指の腹を小鼻の横に当てます。この指が起点となるので、中指の位置がずれないようにしましょう。

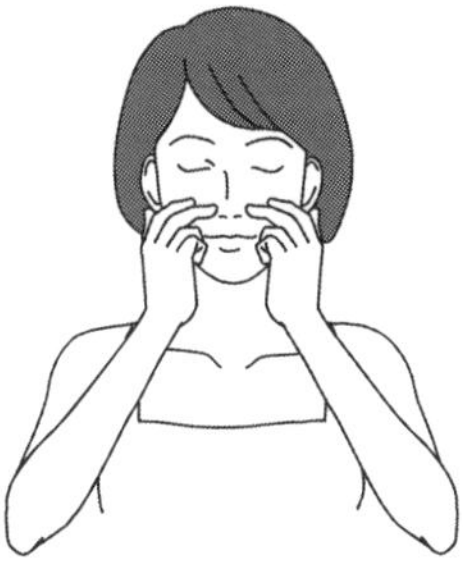

❷ 人差し指は頬骨の上、薬指は鼻と上唇の間、小指は下唇の下、親指は頬の下のほうに当て、爪を立てないように指の腹を使って、頬全体を5回つまみます。

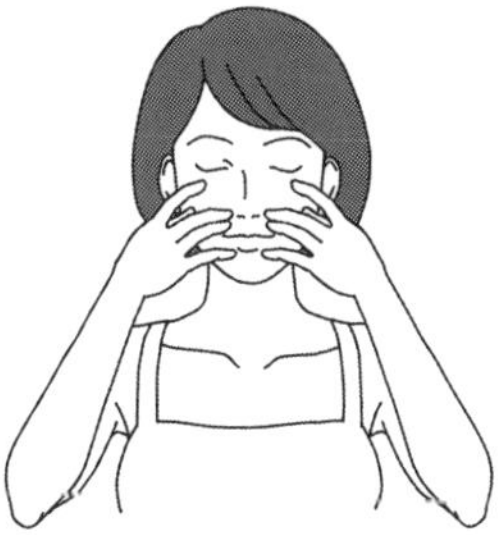

❸ 中指以外を離して、今度は中指で小鼻の横を軽く2、3回押します。この「頬をつまんでは、中指で押す」という動きをゆっくり繰り返し、30秒間続けます。これを3セットおこないます。

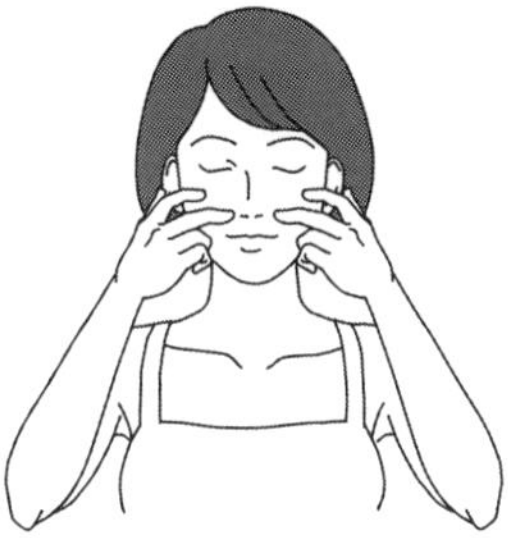

❗ ポイント

意識を中指に集中させるのがコツです。

2 「あご引き・胸出し」神経クリーニング法

まちがった姿勢が癖になっている人ほど、正しい姿勢がどんな状態なのかピンとこないものです。自分の姿勢が正しいかどうかを判断するには、頭のポジションを意識しましょう。頭を支えている首は、背骨と同じように神経の重要な通り道です。そこが歪んでいては神経の健康は保てません。

正しい姿勢とは、頭の位置が背骨の真上にある状態です。**あごを思いきり引いて胸を出すと、この「正しい頭の位置」がとれる**ようになります。姿勢の歪みを矯正する効果があるので、ぜひ毎日続けてみてください。立つのがつらい方は椅子に座った状態で、あごを引いて胸を出すようにしてもけっこうです。

ただし、骨粗鬆症《こつそしょうしょう》による背骨の圧迫骨折「いつのまにか骨折」を起こしている方は、無理に伸ばすと背骨に大きな負担がかかるので、決して無理はしないでください。また、高齢の方は急に伸びをすると立ちくらみを起こす恐れもあるので、安全な場所でつかまりながらするか、座った状態でやるようにしましょう。

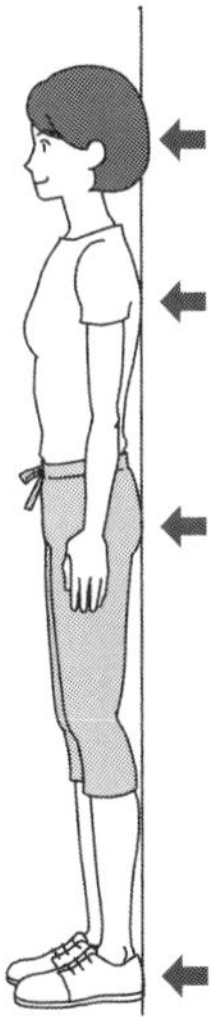

❶壁を背にしてまっすぐ立ってください。猫背になっている人は、頭や背中が壁から離れているのではないでしょうか。

❷そのまま、かかと・お尻・背中・後頭部の４点を壁につけます。こうすると、自然にあごを引いた正しい姿勢になります（座ってやる場合は、お尻と背中を壁や背もたれにしっかりくっつけましょう）。

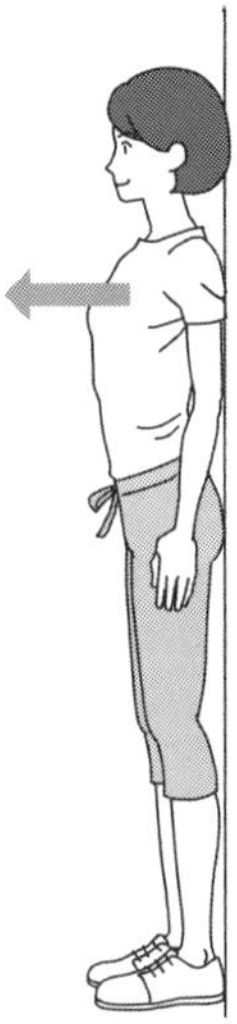

❸胸を出すようにして、背中と肩を壁にぐっと押しつけて20秒数えましょう。呼吸は自然にしてください。これを３回繰り返します。

ポイント

壁には下から（**かかと→お尻→背中→後頭部**）順につけるのがコツです。もし頭がつかない人がいれば、かなり猫背が進んでいるといえるので、壁に頭をつける練習から始めましょう。

さらに効果アップ！　神経クリーニング法　応用編

ここからは、先の基本形を踏まえた応用編です。まずは「顔もみ」の応用編から。できるものから挑戦して、どんどん神経を若返らせていきましょう！

［顔もみ編］

「顔まわし」神経クリーニング法

指で「の」の字を書くようにしておこなうエステのリンパマッサージがあるのですが、**「顔まわし」法**もそれと同じようなやり方で顔のマッサージをします。

神経の若返りが目的の「顔まわし」法は、美容目的の場合とちがい、神経に刺激を与えなくてはいけませんから、少々強めに力を入れてください。頬だけでなく、口まわりやおでこもしっかりと刺激しましょう。

ただし、両目のまぶたの上を強く押すと、副交感神経を圧迫することになり、立ちくらみなどを起こすことがあるので注意しましょう。

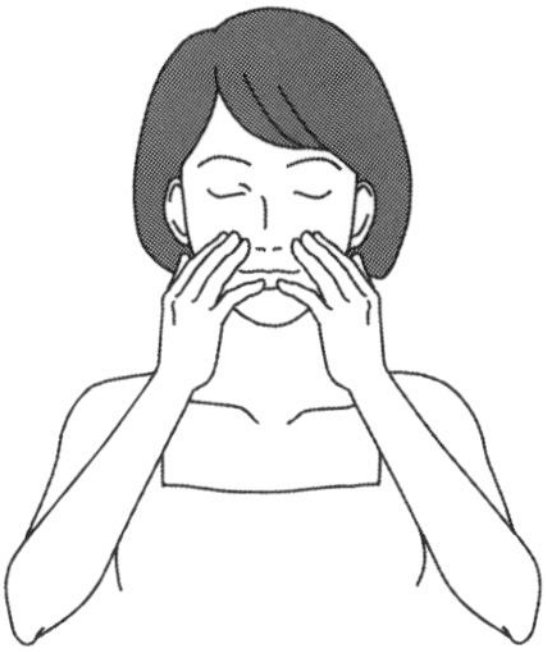

❶人差し指・中指・薬指を頬骨の下に当てます。

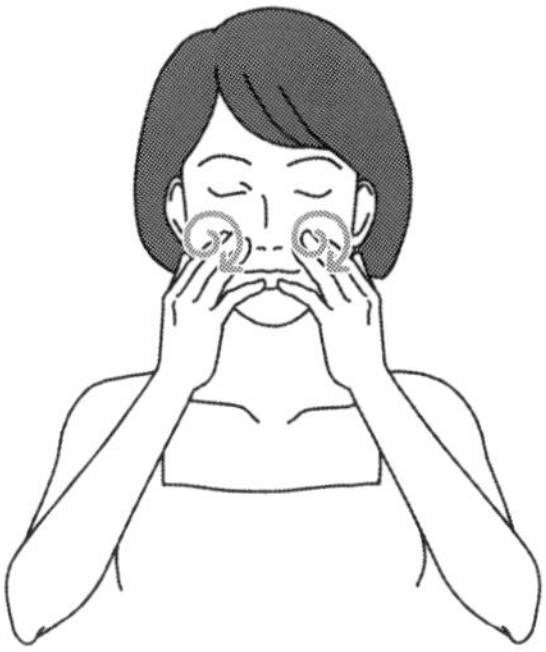

❷３本の指でクルクルと「の」の字を書くように筋肉を動かしてほぐします。

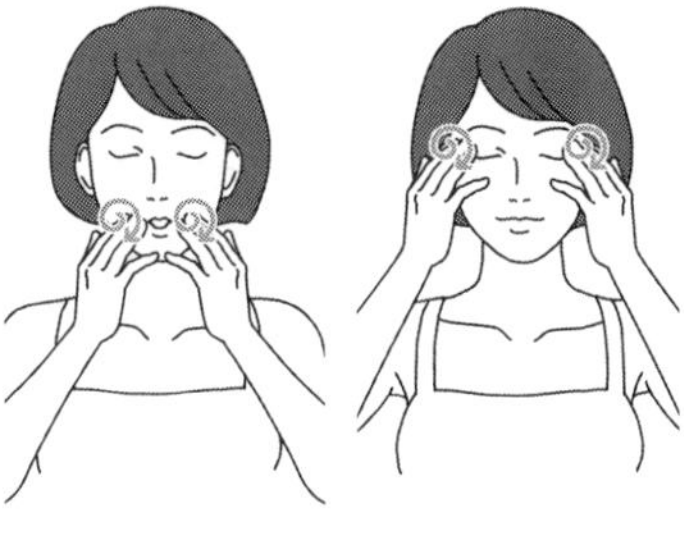

❸同様に３本の指でこめかみの横、目尻の横（骨の上）、口元などの筋肉もクルクルと、顔全体で30秒間マッサージします。

「つまみまわし」神経クリーニング法

次は基本の「顔つまみ」法と「顔まわし」法を組み合わせた上級者編、**「つまみまわし」神経クリーニング法**です。

この「つまみまわし」法のポイントは**左右の手で異なる動きをする**ということ。これが思った以上にむずかしく、おもわず、つまんでいるはずの指をクルクルとまわしてしまったり、両方とも手が止まったりしてしまいます。

このように、あえて左右の手に異なる動きをさせるのは、複雑な動き、慣れない動きをすることで脳を混乱させて、基本の神経クリーニング以上に神経を刺激するためです。こうした動きは神経回路に新鮮な刺激を与えて機能をより高めるので、神経の若返りにとても効果的です。

最初からうまくできなくても全然ＯＫ！　そのチャレンジ精神もまた、脳と神経を活性化させてくれます。継続は力なり！　ぜひ何度も試してみてください。

❶右手では「顔つまみ」法を、左手では「顔まわし」法を同時におこない、30秒間マッサージをします。

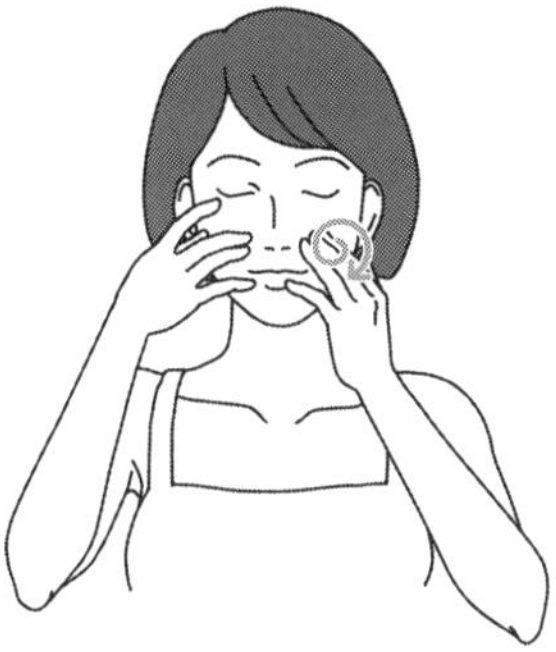

❷次は手を替えて、左手で「顔つまみ」法、右手で「顔まわし」法をおこない、同じく30秒間マッサージをします。

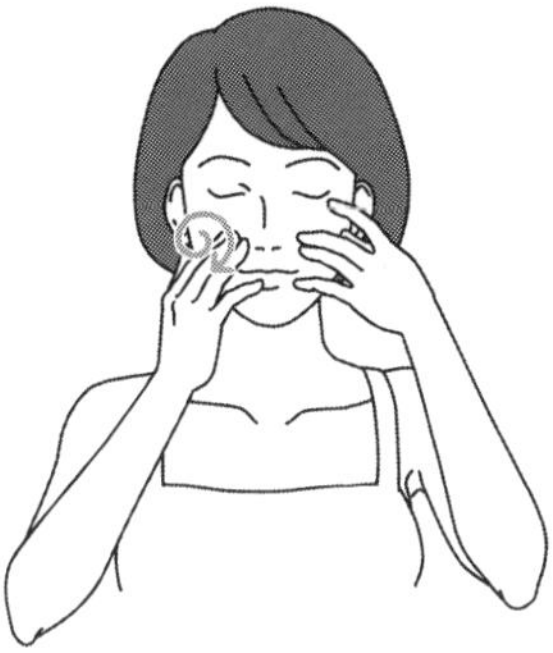

ポイント

左右でちがう動きをすることで、脳から神経に流れる情報量が格段にアップ！

「ぱぴぷぺぽ」「らりるれろ」神経クリーニング法

次は家事をしながら、あるいは入浴中でもできる「**ぱぴぷぺぽ**」「**らりるれろ**」法です。このクリーニング法では「ぱぴぷぺぽ」「らりるれろ」を大げさに発音することで、神経を若返らせていきます。

「ぱぴぷぺぽ」は唇を閉じないと発音することができません。つまり、**発声にもっとも唇を使うのが「ぱ行」**だということです。

また、**「ら行」はもっとも舌をよく使う**ので、舌の神経を効果的に刺激できます。

このように、「ぱ行」は唇の運動神経を、「ら行」は舌の運動神経をよく使うので、**「ぱ行」と「ら行」の音を積極的に発声することは神経を鍛えている**ことになり、神経のつまりを解消する効果があります。

また、実際に声に出せば、聴覚神経にも刺激を与えることになり、まさに一石二鳥のクリーニング法の完成です！

演劇の発声練習のように口を大きく開け、唇や舌の動きを意識しながらゆっくりと「ぱぴぷぺぽ」「らりるれろ」と声を出します。これをそれぞれ3回ずつおこないます。

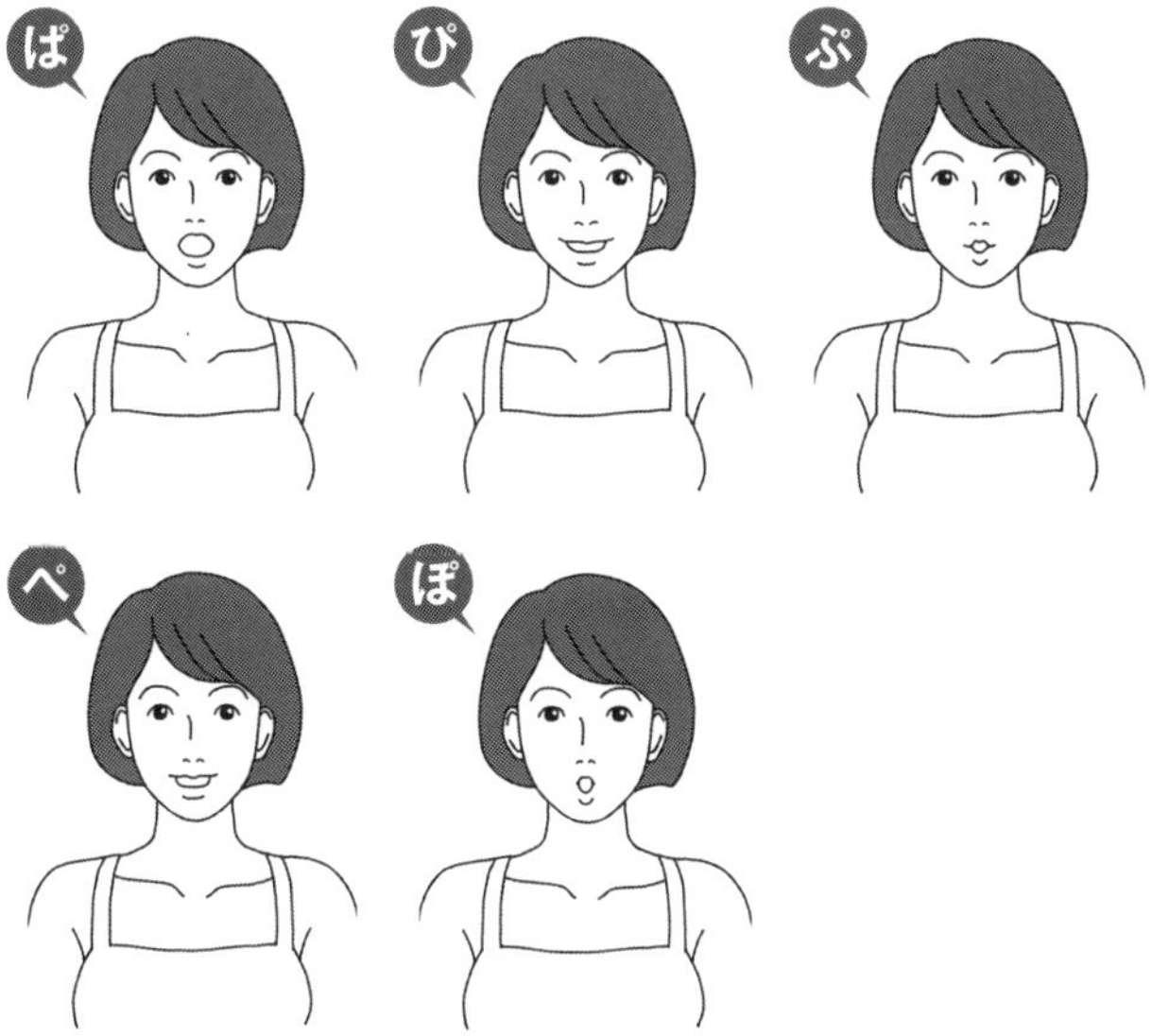

❗ ポイント

「ぱ行」を発音するときは上唇と下唇をつけて強く離すことを、「ら行」を発音するときは舌の動きを意識！

「おかめ」「ひょっとこ」神経クリーニング法

「ぱぴぷぺぽ」「らりるれろ」クリーニング法で唇や舌の神経を鍛えたら、今度は表情筋につながる神経を鍛えましょう。

「日本人は欧米人に比べて表情が乏しい」といわれがちですが、実際にアメリカ人が顔全体の約60パーセントの表情筋を使っているのに対し、日本人は約20パーセントしか使っていないというデータもあります。

表情筋は使わないでいると、どんどん劣化して動きにくくなり、神経がさびつく原因にもなってしまいます。積極的に表情筋を動かして顔の神経を鍛えていきましょう。

このクリーニング法をやってみると、頬と唇の筋肉が鍛えられて神経がすごく刺激されているのが実感できると思います。

顔の筋肉がほぐれて表情が豊かな人は、心が若いだけでなく、神経も若いのです！

❶まずは「おかめ」顔に挑戦！　両頬に空気を入れて思いきり膨らませて、３秒間キープしてから空気をゆっくりと吐き出します。これを３回繰り返します。

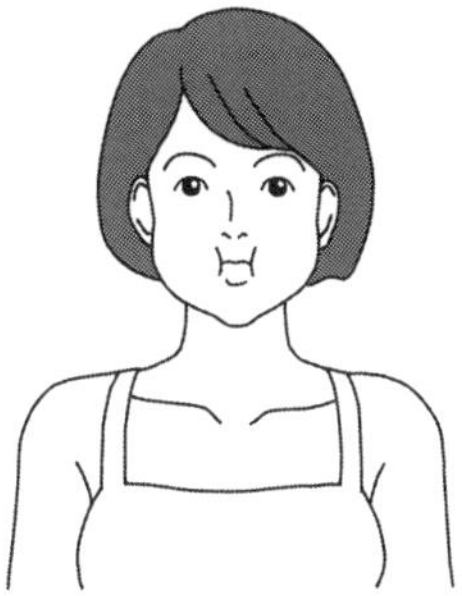

❷次は「ひょっとこ」顔。唇を思いきりとがらせて、３秒間キープしたら力を抜き、今度は唇を引いて笑顔をつくって３秒キープ。これを３回繰り返します。

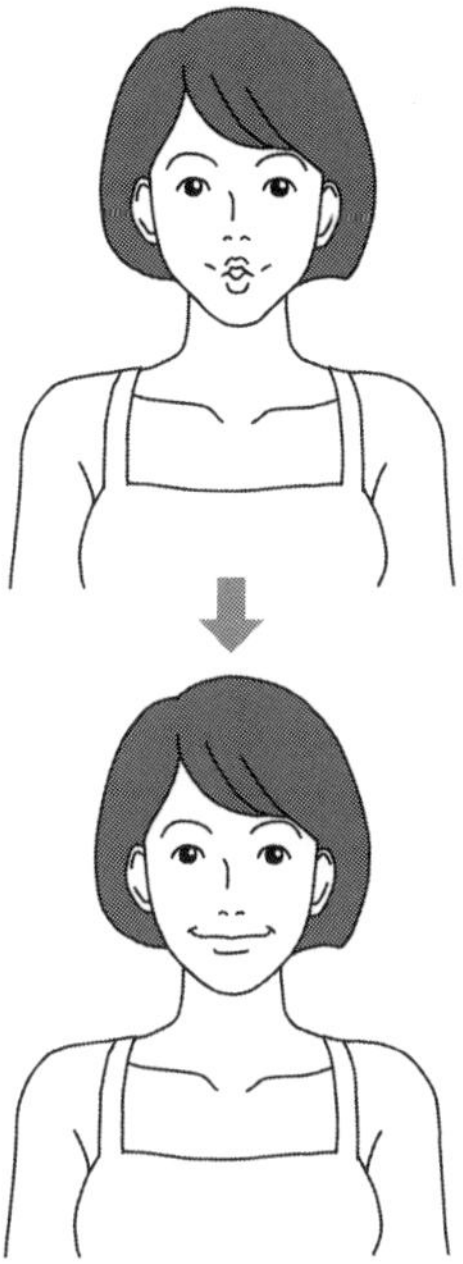

【姿勢正し編】

ここからは「姿勢正し」の応用編です。背骨を伸ばしたり、体をひねったりすることで神経のつまりが解消され、1回やっただけでも肩や背中が楽になることが実感できるはずです。続けることで確実に姿勢は良くなりますから、ぜひ無理のない範囲でトライしてください。

「ひねり」神経クリーニング法

この**「ひねり」クリーニング法**は、上体を左右にひねって背骨の歪みを正し、神経のつまりを防ぐ体操です。

上体をひねることで背骨の歪みが治り、腰や背中の筋肉の緊張がほぐれて神経のつまりが解消され、血流も良くなります。

この体操をおこなうと、背骨がパキパキ鳴ることがありますが、これは骨が正しい位置に戻るときの音なので心配ありません。

❶足を肩幅に開いてあごを引き、胸を出した正しい姿勢で立ち、胸の高さで両手を組んで(手のひらは内側向き)、腕で輪をつくります。

❷下半身はそのまま動かさず、上半身だけを右側にひねります。限界までひねったところで3秒間キープ、ゆっくりと上半身を正面に戻します。

❸同様に上半身を左側にもひねり、3秒間キープしてから戻します。この動きを左右3回ずつおこないます。

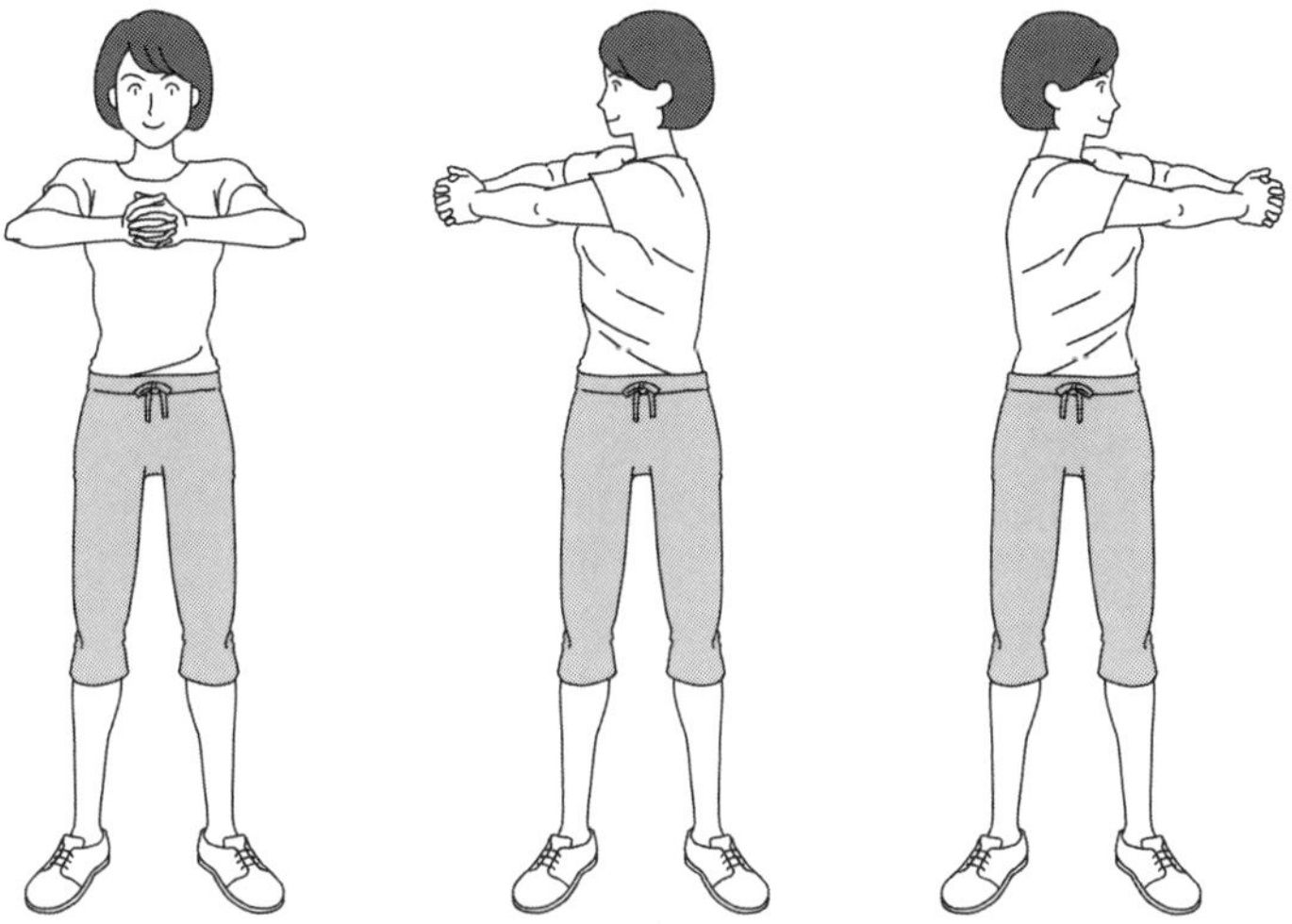

❗ポイント

座ってやる場合には、あごを引いて、胸を出した正しい姿勢で椅子に座り、❶の腕の形をつくります。後は立ってするときと同じく、❷〜❸を繰り返してください。

「伸ばし」神経クリーニング法

1970年代、大ブームになった「ぶら下がり健康器」を覚えていますか。最近見かけなくなりましたが、**「ぶら下がる」**という行為には背骨の歪みを取る効果があり、神経のつまりを解消するにはとても有効です。

今、ぶら下がり健康器のあるご家庭は少ないと思いますが、なにも専用の器具がなくても大丈夫です。鉄棒や物干し竿《ざお》でもかまいません。体重を支えられる十分な強度と適当な高さがあればOKです。

ポイントは、必ず**足を地面につけたまま**実行すること。足を離して、完全にぶら下がってしまうと、自分の全体重が2本の腕にかかってしまいます。負担が大きすぎて腰や背中を痛めることがありますし、物干し竿を代用する場合、強度の問題もあります。足をつけた状態なら、体重を加減してぶら下がることができるので安全です。

1日1回でも十分なストレッチ効果を得られますが、この運動も「いつのまにか骨折」を起こしている方には危険ですので、注意してください。

❶両手を上げて、鉄棒などをしっかり握り、足を地面につけたままひざを曲げて、背中の筋肉や背骨を伸ばして１分間キープします。

❷さらに神経を若返らせるなら、両足を一歩後ろに下げ、足をつけたままおへそを前に出して体をそらし、腕からわき腹にかけての筋肉や腹筋など、体の前面を十分に伸ばして１分間キープします。

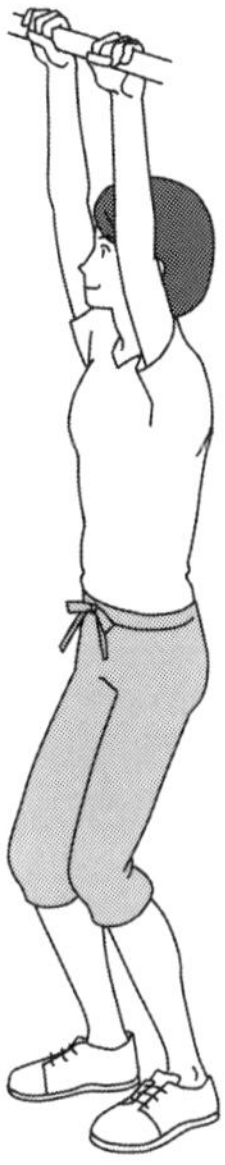

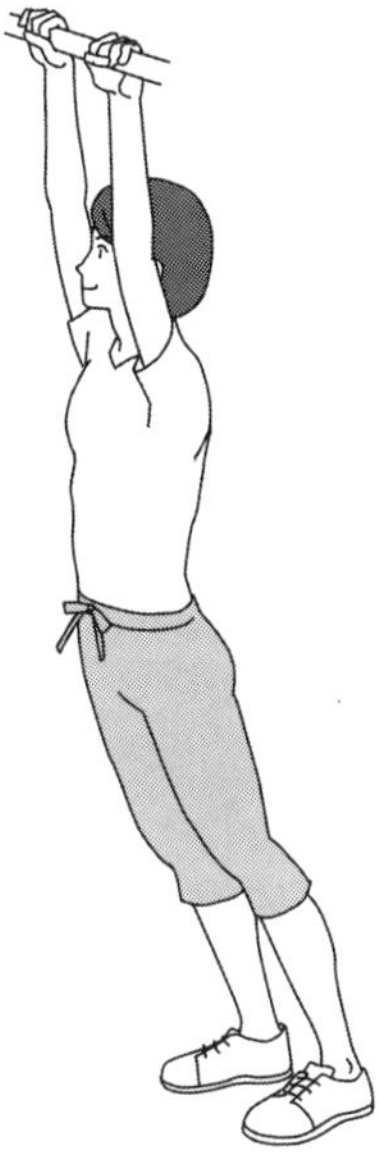

⚠ **注意**　転んだり、バランスを崩したりしてケガをしないよう、周囲の安全には十分注意してください。

「丸まり」神経クリーニング法

次の**「丸まり」法**は、「いつのまにか骨折」の心配がある方でも安心しておこなえるクリーニング法です。椅子に座ったままやるので、足が痛い方でも楽にできます。とはいえ、背中や腰に強い痛みがあるときにおこなうのは危険ですから、そういうときは安静にしましょう。

この体操は、もともと椎間板ヘルニアで苦しむ患者さんが痛みを軽減するためにおこなっていた体操を神経クリーニング用にアレンジしたものです。

椎間板ヘルニアとは骨と骨の間にある椎間板が飛び出して神経を圧迫し、神経の流れがつまって漏電が起きている状態のこと。

この体操で背中を伸ばしたり丸めたりすると、ずれた骨が本来の位置に戻り、飛び出した椎間板が引っ込んで、神経のつまりや漏れが解消されるのです。

ヘルニアでない方でも、この方法で背中や腰のストレッチをすると、神経のつまりが取れて流れが一気にスムーズになりますから、ぜひ試してみてください。

❶椅子に座った状態で、背中を伸ばして深く息を吸います。

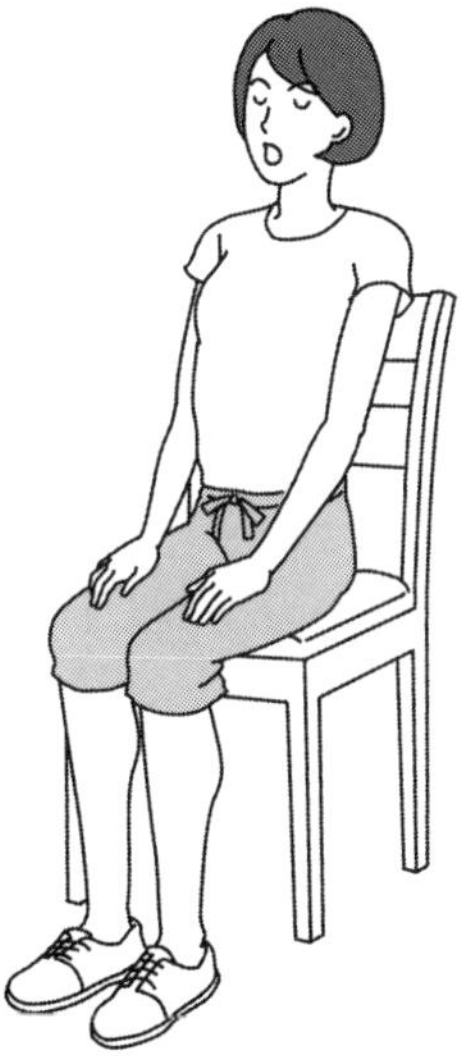

❷今度はゆっくりと息を吐きながら、ひざを抱えるようにして背中をできるだけ丸めます。息を吐ききったら3秒数え、また❶の状態に戻ります。これを3セットおこないましょう。

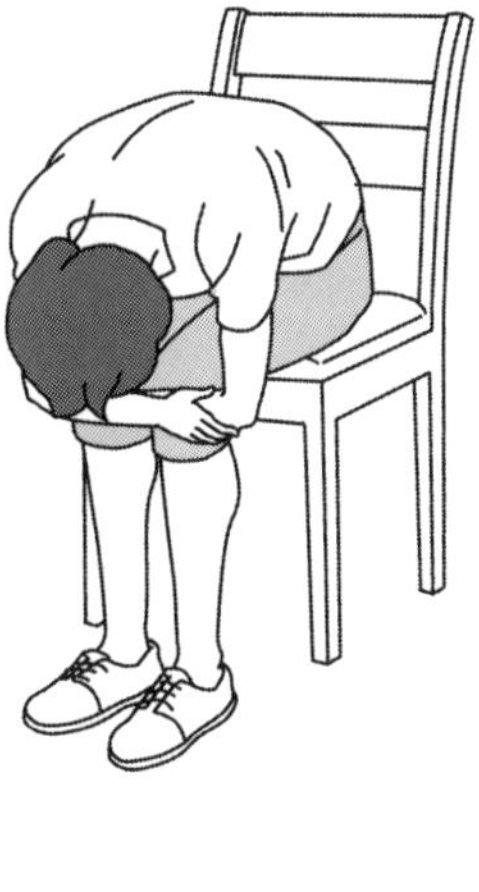

「そらし」神経クリーニング法

次は体をそらして、体の前面を思いきり伸ばす**「そらし」神経クリーニング法**です。このクリーニング法では低めの鉄棒やキッチンのシンク台などを使います。最近では健康遊具を設置した公園も多いので、近所にあればそういった公園の遊具などを利用するといいでしょう。

体をそらすときはあまり無理をせず、気持ちいいと感じるところでやめることを心がけてください。

この「ほどよい気持ち良さ」、じつは神経のつまりが解消されて、流れが良くなっている証。神経の流れを良くするということは、その分心もリフレッシュするということなのです。神経と心は密接につながっているのですね。

とはいえ、気持ちいいからといって無理にそりすぎると、かえって腰や背中を痛めてしまうので、そこは注意してください。

❶鉄棒やシンク台から30センチほど離れて足を肩幅に広げて立ち、鉄棒やシンク台を両手でつかみます。

❷体重を鉄棒やシンク台にかけながら、体はまっすぐにして、肘を曲げてななめに倒します。立ったまま腕立て伏せをするようなイメージです。

❸❷の状態からおへそを前に出すようにしてゆっくりと体をそらして、3秒間その姿勢をキープします。これを3回繰り返します。

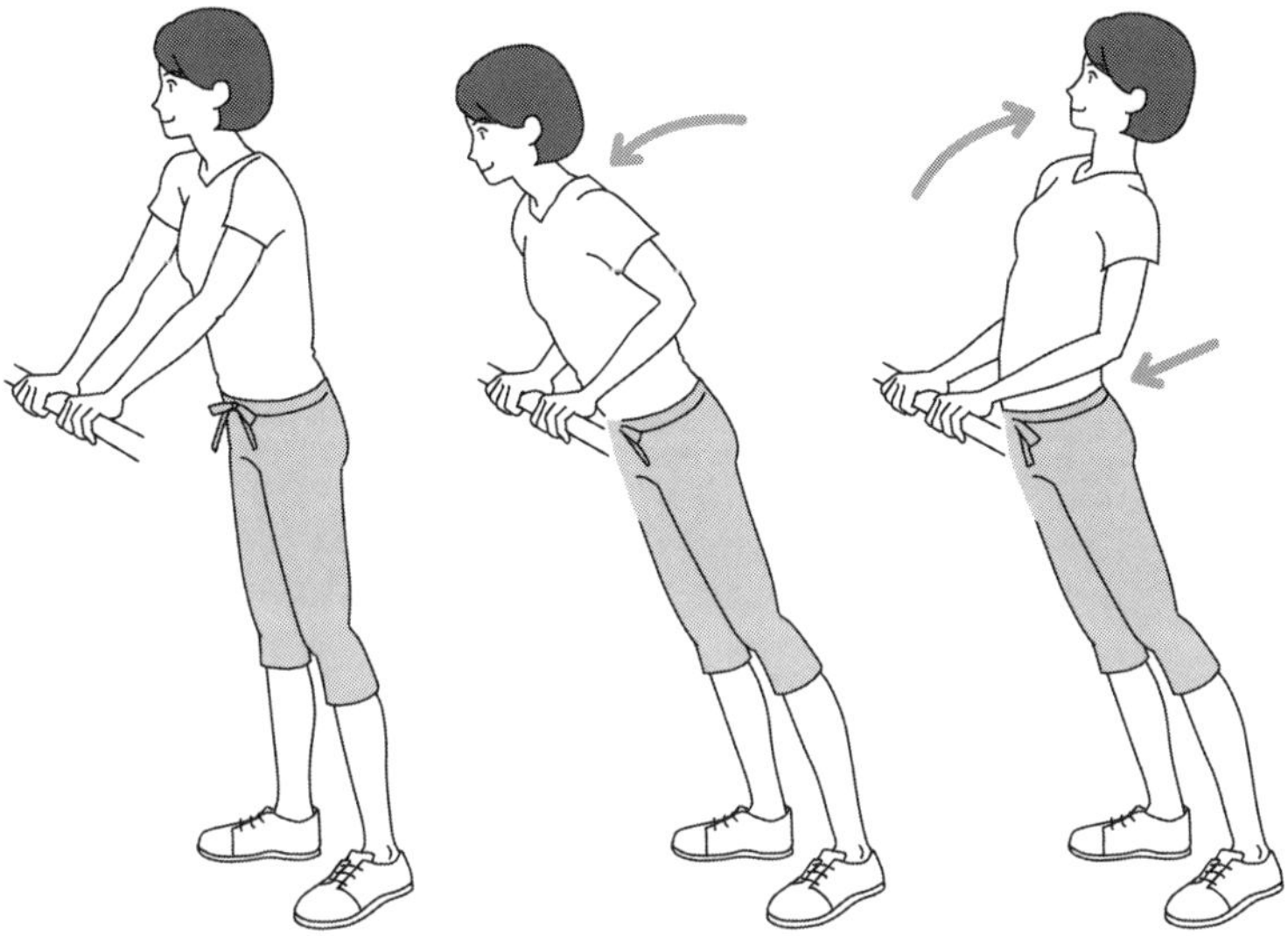

⚠ **注意**　安全性には十分注意して取り組んでください。

「ぶらぶら」神経クリーニング法

最後は手足をぶらぶらさせるだけで筋肉をリラックスさせ、かつ神経に適度な電気を流す、超簡単な神経若返り体操です。

手足をぶらぶらさせることにより、関節や筋肉、腱《けん》などの動きやバランス感覚を感知する**深部知覚**を刺激できるので、体中をマッサージしているのと同じ効果が期待できます。また、バランス感覚を正す効果も得られますので、姿勢が悪いことに気づく力も養えます。

この体操は座ったままでもできるので、ぜひ気軽にトライしてみてください。

体をぶらぶらさせることで、つまっていた神経の通りも良くなると同時に、血液の流れも改善されます。振動によって酸素が全身に行きわたるようになり、ミエリンの巻きなおしも促進されるので、神経がどんどん若返っていくのです。

「ぶらぶら」法をするときは、手足の力を抜いておこないましょう。力任せにぶんぶん振り回すと筋肉や腱を痛めることがあるので注意してください。

❶姿勢を正して、肘を軽く曲げて胸の高さに持っていき、手首の力を抜いて5秒間ぶらぶらさせます。

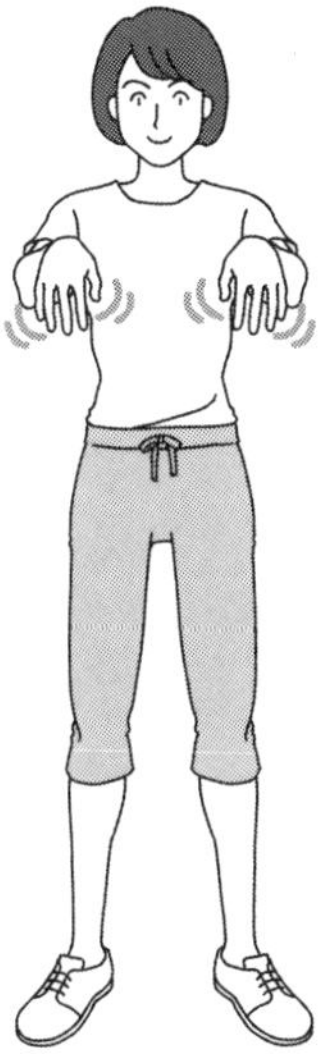

❷次に片足を地面から15～20センチほど持ち上げて伸ばします。このとき、ひざは軽く曲げ、完全に伸ばしきらないようにしましょう。

❸足首の力を抜いて、手と同じように5秒間ぶらぶらさせます。反対の足も同様です。これを3回繰り返します。

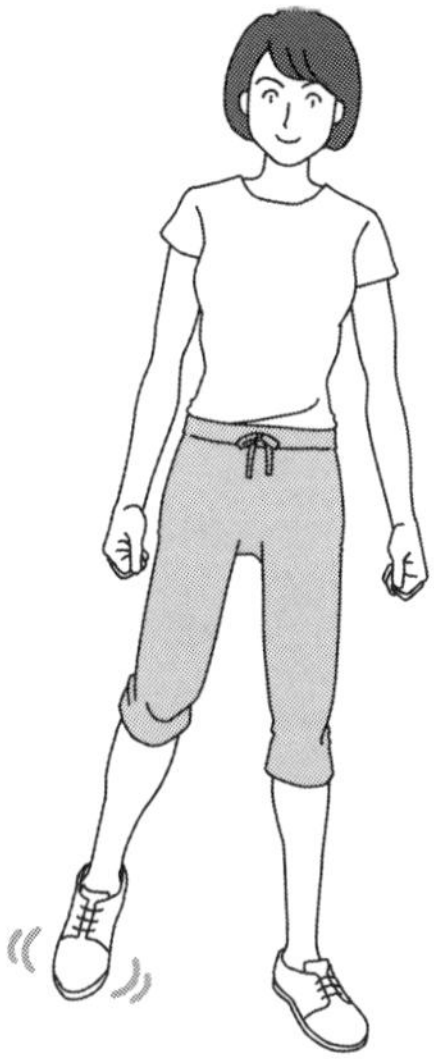

❗ポイント

信号待ちや電車を待っているときなど、ちょっとした時間でやるのもおすすめです。

いかがでしたか？「こんな簡単な方法で神経が若返るなんて！」と思っていただけたのではないでしょうか？

どの方法もやればやるほど、神経が若返っていきますので、まずは基本の若返り法を手順通りおこなって、それから応用編を実践してみてください。きっといつもより、「頭がスッキリした！」「体の調子も何だか良い！」と感じられるはずです。

その前向きな気持ちもまた、「神経」を若返らせてくれることをお約束します！

……

とはいえ、たった数分のメソッドであっても、続ける自信がなかったり、「今日は面倒」なんて気持ちになったりする日もあるでしょう。

どうせなら、何かの「ついで」に若返らせることができたら、もっとうれしいですよね。

そこで、次章で毎日の生活を少しだけアレンジして神経を若返らせる、**「神経若返り習慣」**なるものを書きました。毎日していることをちょっと変えるだけですので、すぐに取り組んでいただけること、まちがいなしです。

さあ、次章を通じて、「神経が若返る生活」も手に入れましょう！

第4章

超簡単！
毎日神経が若返る
11習慣！

この2つで神経は毎日若返る！

前章では、神経を若返らせる2つの神経クリーニング法を紹介しました。顔の神経を刺激する「顔もみ」法と、神経の通り道を確保する「姿勢正し」法です。どちらも簡単にできるので、気軽に取り組んでください。

ただ、骨粗《こつそ》鬆症《しょうしょう》の疑いがある方が無理に背中を伸ばそうとすると、かえって背骨を痛めてしまう可能性がありますし、「忙しくてなかなか毎日はできない」という方もいるかもしれません。

けれど、大丈夫！

普段の生活のなかで、神経を若返らせるのに役立つ「2つのこと」を意識するだけで、神経はどんどん活気を取り戻していきます。

そんな意識すべき2つのこととは、ずばり「**五感**」と「**姿勢**」。この2つを意識すれば、いつもの毎日が「神経が若返る生活」に大変身するのです！

序章でも述べた通り、五感を研ぎ澄ますということは神経を研ぎ澄ますことにほかなりません。感覚神経を繰り返し刺激することで、神経の流れが良くなり、漏電を防止するカバーである「ミエリン（51ページ参照）」もしっかり巻かれるようになります。

さらに、神経の通りが良くなれば脳にたくさんの情報が入ることになるので、脳は必死になってその情報に反応しようとします。その結果、**脳まで活性化する**ことになるのです。

また、姿勢に関しても、背筋を伸ばしただけで、血液も酸素もうまく流れるようになり、神経のつまりを解消できます。

なので、「五感を刺激する」「姿勢を正す」ことを普段の生活のなかにうまく取り入れることができれば、特別なことをしなくても、毎日少しずつ神経を若返らせていくことができるのです。

本章では、そんな日々の生活のなかでだれもがおこなっている11の習慣を取り上げ、どうすれば少しでも効率良く「五感を刺激する」「姿勢を正す」という2つのキーワードを日常のなかで実践できるのか解説していきます。

この11の習慣すべてに取り組まなくても大丈夫です。自分ができそうなことから気軽に取り組んでみてください。ほんの少しでも神経の流れをスムーズにすることができれば、神経の老化の勢いは緩やかなものになっていきます。

老化に負けて神経を退化させてしまうなんてもったいない！

あなたが取り入れやすい習慣から、ぜひ気軽に試してみてください。

1 朝30秒「歯茎」を磨く

まずは朝の習慣、**「歯みがき」**から神経若返り生活をスタートしましょう。

第3章でも述べたように、人間の顔にはたくさんの神経が集中しています。なかでも口の中は、三叉《さんさ》神経という感覚神経が集中したとても敏感なところ。

たとえば、**歯茎には40カ所以上ものツボがある**といわれています。

そのなかでもとりわけ強くおすすめしたいのが、鼻の横の少しへこんだところにあ

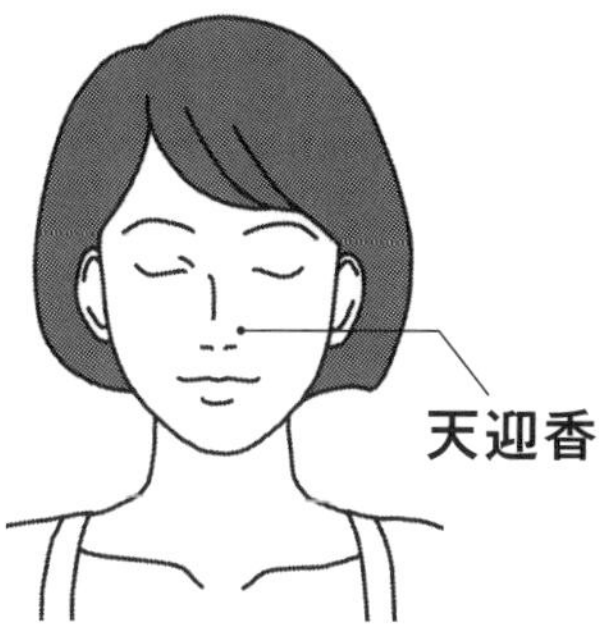

鼻の横のくぼみ（ほんの少しだけ上）に天迎香があります。

るツボ。この**「天迎香《てんげいこう》」**と呼ばれるツボを押すと、広範囲にわたって脳の血流が増え、高酸素状態になることが脳機能計測器によって実証されています。

ちなみに１１９ページで紹介した「顔つまみ」法でも、中指で鼻の横を刺激していますが、あれはこの**天迎香というツボを、口内からではなく、顔の上から刺激した**わけです。

その効果は42ページのデータの通り！

だとすれば、ただ漫然と歯を磨くだけなんてもったいない！

そこで私がおすすめしたいのが**「歯ブラシを使って歯茎を軽く磨く」**という方法です。神経が通っていない歯の表面ではなく、歯茎をマッサージして感覚神経を刺激しようというわけです。

通常の歯みがきでもブラッシングするときに歯ブラシの毛先が歯茎に当たるので多

少のマッサージ効果はあるのですが、やはり神経に若返ってもらうにはもう少し積極的に歯茎に刺激を与えたいものです。

そこで、通常の歯みがきで歯垢《しこう》をきれいに取り除いた後、歯ブラシを使った歯茎マッサージをしてみましょう。もちろん、歯茎はデリケートな場所なので、歯ブラシでゴシゴシ乱暴にこすったら、出血したり口内炎になったりしてしまいます。毛先の柔らかい歯ブラシで、歯の根元付近をやさしく刺激してください。

感覚神経が集中する歯茎を刺激することで、神経はどんどん若返っていきます。具体的には、次の方法で実践してみてください。

- 歯茎に軽く歯ブラシを当て、傷つけないように細かく歯ブラシを振動させる
- 上の歯茎の左右と真ん中、下の歯茎の左右と真ん中、それぞれ1カ所を約5秒ずつ、合計30秒間くらいマッサージする

とにかく軽く、やさしく刺激すること。そして、長くても1カ所につき10秒以上は

ブラッシングしないことが絶対条件です。汚れを落とす感覚でゴシゴシこすって歯茎を傷つけてしまっては本末転倒ですので、注意しましょう。

朝30秒の歯茎みがきで、神経を目覚めさせる

2 お風呂に入ったら「3点シャワー」する

2つ目の習慣は**「お風呂」**です。

みなさんは1日のうち、どのタイミングで入浴しますか？

朝や昼に入浴するよりも、夜に入る人が多いと思います。たしかに夜、ぬるめのお湯にじっくり浸《つ》かって1日の疲れを癒やすのは、気持ちがいいものです。でも、高齢になると夜は疲れてしまって、お風呂に入る気力も体力も残っていないという人も多いのではないでしょうか。

そこでおすすめしたいのが、**神経を刺激して若返らせる「朝のシャワー」**です。高齢の方でも朝は比較的、気力・体力とも充実していますから、元気なうちに済ませるのをおすすめします。

神経を若返らせるポイントは、**強めの水圧で、神経の集中している3カ所の部位に集中的かつ垂直にシャワーを当てる**こと。できれば各部位に20秒ずつ当ててください。そうすればシャワーの水圧が肌の圧力を感じるセンサーを刺激して感覚神経が鍛えられます。

水圧が「温かい」「気持ちいい」といった感覚を呼び覚ますので、それが神経を伝わって脳に届けばＯＫです。


ここで、あなたに質問です。

シャワーを集中的に当てる3カ所とは、どこだかわかりますか?

ヒントは39ページにある「ペンフィールドのホムンクルスの図」です。脳の感覚野でいちばん広い領域を占めているのは、体のどの部分だったかを思い出してみてください。

そう、まずひとつ目は「**顔**」です。感覚野の半分は顔が占めていましたね。

目や口などの感覚器官だけでなく、頬やこめかみなど神経が通っている部位にも、しっかりと顔全体に約20秒シャワーを当てて刺激しましょう。ただし、皮膚が弱い方は肌がダメージを受けることもあるので、水圧を弱めるなどしてください。

残りの2カ所は**「手」**と**「足」**です。それぞれ左右10秒ずつくらい刺激してあげましょう。ここの肌は厚くて刺激にも耐性がありますから、皮膚が弱い方でも安心しておこなえます。

感覚野の4分の1ほどを占めている「手」を刺激すれば、感覚神経はおおいに鍛えられます。手のひらだけでなく、手の甲もじっくり刺激しましょう。

また、「足」を刺激するときには、転倒しないように必ず座ってしてください。

「足」は靴などで締めつけられている時間が長いだけに、しっかり刺激して感覚神経をよみがえらせてあげたいところ。安定した姿勢で、足の裏、特に土踏まずのあたりにシャワーを当てましょう。

シャワーだけでなく、湯船にも入りたいという方は、朝風呂の場合は温度を低めにする必要はありません。少し熱めのお湯でしっかりと神経を活性化させるといいでしょう。ただし、43度以上になると心臓への負担が増えて危険です。季節にもよりますが、**40～42度がおすすめです。**

熱めのお風呂に入るときは、「短時間」「肩まで浸からない」が基本。どうしてもゆっくり浸かりたいのなら、夜、ぬるめのお風呂に入るようにしましょう。

入浴後はタオルでこするように拭くのではなく、肌をポンポンと軽く叩《たた》くようにして拭くと、皮膚を痛めず、なおかつ感覚神経にも適度な刺激が与えられます。

「顔」「手」「足裏」の3点シャワーで神経のつまりを落とす

③ 耳かきで「前後」を刺激する

お風呂を出たら、耳が湿っているうちに耳かきや綿棒で耳掃除をする——。

これは日本人にとってはよくある習慣ですが、海外の耳掃除事情はずいぶんとちがうようです。

頻繁に耳掃除をする習慣は、じつはほとんどの国にはなく、わざわざ耳鼻科を受診して耳垢《みみあか》を取ってもらうそうです。そのため、一度も自分で耳掃除をしたことがないという人もあたりまえのようにいるといいます。

そもそも海外では、日本でお馴染《なじ》みの耳かき棒はほとんど売っていません。長いさじ状の耳かきを使うのは東アジアに限られており、世界の耳掃除道具の主流はほとんど綿棒。その理由は耳垢タイプのちがいにあります。

耳垢には、乾いた「ドライタイプ」と湿った「ウエットタイプ」の2種類があります。耳かきで取りやすいのはドライタイプで、ウエットタイプの場合は綿棒で拭き取るようにしないときれいになりません。

日本人の約6割の耳垢はドライタイプですが、欧米人の場合はウエットタイプが約9割を占めるそうです。そのため、海外では耳かきで耳を掃除するという文化が根づかなかったのでしょう。

じつは、耳は自然に耳垢を外に排出する仕組みになっていて、耳の穴の皮膚には、耳垢を押し出そうとする力が働いています。

それなら、海外の人たちのように放っておけばいいはずなのに、なぜ日本人は耳かきをせずにはいられないのでしょうか。

その答えは、「気持ちがいいから」です。

単純ではありますが、この「気持ち良さ」も神経とおおいに関係しています。

じつは、耳の穴の**前側には三叉神経、後ろ側には舌咽《ぜついん》神経という、前後でちがう神経が通っています。**平均的な耳の穴の大きさは7ミリ程度と小さな穴でありながら、前と後ろでちがう神経が支配しているということは、それだけ刺激に対して敏感だということ。そこに適度な刺激が加わるため、耳かきは気持ちいいのです。

つまり、**耳かきをすると、２つの神経を同時に刺激できる**ということ。綿棒で無造作に拭くのではなく、それぞれの神経を意識して耳掃除できれば、神経を鍛えているのと同じ効果が得られます。

ただし、やりすぎは禁物！

耳の穴の皮膚はとても薄くて傷つきやすく、強くかきすぎると炎症を起こして外耳炎になる可能性もあります。

毎日耳かきをするのであれば左右10秒ずつで十分です。左右の耳とも、前側の壁を5秒、後ろ側を5秒ずつ刺激しましょう。

そして綿棒を入れるのは、耳の穴の入口から1センチ程度にすること。あまり深くまで入れてしまうと、逆に耳垢を奥に押し込んでしまいかねません。

また、耳かき同様「神経を若返らせる」身だしなみの習慣として挙げたいものに、女性の**「化粧」**と男性の**「髭《ひげ》剃《そ》り」**があります。

「リハビリメイク」「化粧療法」といった言葉を聞いたことがあるでしょうか？

リハビリメイクとは、事故や病気などで負った傷やアザを隠すためのメイクですが、必ずしも隠すことだけが目的ではありません。メイクをすることで患者さん自身が自分の外観を受け入れて社会復帰を果たすことを目的とし、心身ともに健康になって毎日の質を上げることをめざしています。

化粧療法は高齢の方におこなわれる精神療法のひとつです。もともとは認知症の女性患者さんに化粧をすることで、「きれいになりたい」という意識に訴え、感情を活性化させて認知症を改善させることを目的に始まりました。

リハビリメイクや化粧療法が医療と密接な関係にあるのは、**「化粧をする」という行為そのものが脳や神経を活性化させる**からです。

実際に私のクリニックでも、化粧をしているときとしていないときの脳波を比べたことがありますが、**化粧をしているときのほうが脳波の活性度が高い**ことが実証されています。

やはり、顔という神経の集中した場所を触ること、さまざまな色や香りの化粧道具を使うこと、そして指先を駆使することなどが感覚神経、運動神経ともに刺激してくれるのでしょう。

男性なら髭剃りで神経若返りをはかりましょう。

とりわけ神経の若返りを考えると、カミソリではなく、**電気シェーバー**の使用がおすすめです。というのも、電気シェーバーなら顔を触るだけでなく、**音や振動という**

刺激も神経を活性化してくれるからです。

いずれにしても身ぎれいにするということは、神経の刺激にもなり、精神衛生上もいい効果があるということ。逆に身だしなみに無頓着な人は、神経の刺激を失って脳の老化が進んでいる兆しかもしれないので要注意です。

10秒ずつの「前後耳かき」で、一気に2つの神経を刺激する

4 トイレの中で「考える人」になる

生活スタイルの欧米化の影響か、最近では一般の家庭はもちろん、公共施設などでも和式トイレを見かけることが少なくなりました。しゃがみ込まなくてはいけない和式トイレとちがい、座るだけの洋式トイレは高齢の方やひざが悪い方にもやさしいので普及が進んだのでしょう。

ただ、神経を若返らせるという意味では、しゃがんでバランスをとらなくてはいけ

ない和式トイレのほうが良かったのではないかと思います。また、和式トイレは自然と前傾姿勢になるため、排便しやすいという利点もありました。

厚生労働省の「平成25年国民生活基礎調査」によれば、便秘を訴えている日本人は約476万人で、女性や高齢者に多く、その数は年々増加傾向にあるそうです。

その理由として、外国人に比べ日本人の腸が長いことや食の欧米化などが挙げられますが、私はトイレの欧米化も原因のひとつではないかと考えています。

でも、楽な洋式トイレに慣れてしまった以上、今さら和式トイレにリフォームするわけにもいきませんよね。そこで、洋式トイレでも和式トイレと同じようにスッキリ排便でき、同時に神経も若返る方法をこれからお伝えしたいと思います。

それは排便するときに**「考える人」**のポーズをとる、という方法です。和式トイレでしゃがんでいたときのような前傾姿勢をとればいいのです。

ポイントは両足をしっかり床に置くこと。高齢の方やお子さんの場合、便座が高くて床に足が届かないことがあります。その際には、足台を用意して高さの調節をするといいでしょう。足が床にしっかりついていないと、どうしても不安定になり、しっかりいきめません。

そしてつま先がよく見えるくらいまで、前かがみの姿勢をとります。これでひざの上に肘をつけば、まさに「考える人」の姿勢になりますね。このポーズをとることで、腸に腹圧がかかるので、便が自然と出やすくなります。

ただ、このポーズをずっと続けていると、腹圧が高くなるせいで心臓に負担がかかります。そこで、10秒考える人のポーズをとったら、5秒背中を伸ばしてしっかり息を吸う、そしてまた10秒考える人のポーズをとる……を繰り返してください。**背中を伸ばすことで腸間膜《ちょうかんまく》が広がり、そこを通る神経の流れが良くなります。その結果、大腸の働きも活発になってスッキリ排泄《はいせつ》もできる**のです。

このとき注意してほしいのは、いきむときに絶対に息を止めないこと。

息を止めたほうが排便しやすいと思われがちですが、息を止めて力むと肛門《こうもん》に力が入って痔《じ》になったり、脳の血管が破れて脳卒中を起こしたりする危険があります。特に高齢の方は気をつけて、排便時には息を止めるのではなく、息を吐き出しながらいきむようにしましょう。

先ほどはトイレの欧米化を憂えたばかりですが、洋式になって良かったこともあります。そのひとつがウォシュレットの登場です。

紙で拭くよりも衛生的ですし、痔の予防にもなります。水圧で肛門が刺激されることで便意がうながされるので、便秘の人には特におすすめです。

また、神経への刺激という意味でもぜひ使用すべきでしょう。ただし、強すぎる水圧は粘膜を痛めてしまうこともあるので、使いすぎにはご注意を！

便秘になると腸の働きが落ちてしまうので、栄養を吸収しにくくなりますし、腹圧が上がったままになることで心臓にも負担がかかります。そのため、便秘の人は血圧が高くなりやすく、脳卒中も発症しやすくなります。もちろん、血流も悪くなるので神経にも良くありません。

スッキリするためにも、そして神経を若返らせるためにも、10秒間の「考える人」のポーズをぜひ試してみてください。

トイレの中では、10秒「考える人」→背中を伸ばして5秒「考えない人」

5 「家の通り道」を片づける

5つ目の習慣は「掃除」です。家の通り道を整えると神経の流れもスムーズになることをお伝えします。

高齢になって体力が落ちてくると、それまで普通にできていた家事がたいへんに思えてくるものです。そのひとつが掃除。私のクリニックを訪れる患者さんのなかにも、「掃除機をかけると腰が痛くて痛くて」と嘆く人がたくさんいます。

そんなとき、私は正しい掃除機のかけ方をお伝えするようにしています。まちがった掃除機の使い方をしているために、余計な負担が腰にかかって神経を痛めるケースは、じつはとても多いのです。
よくある正しくない掃除機のかけ方は次の2つ。

・自分は動かずに手を伸ばして掃除機のノズルだけを動かす

早く終わらせたくて、一度に長い距離を掃除しようとすると、ノズルの先端が浮き上がってしまい、かえってゴミが吸い込めません。掃除機のノズルを一度に動かしていい距離は、身長160センチの人なら80センチ、150センチの人なら75センチ。**掃除機を操作する人の身長の半分**が目安です。この距離なら前かがみになる必要もないので、腰の神経に負担がかかりません。

・力を入れて床をゴシゴシこする

少しでも多くのゴミを取ろうとするあまり、前かがみになって力任せにゴシゴシと掃除機をかけていませんか。このかけ方も疲れがたまるばかりで、ゴミはかえって取りづらくなります。ノズルを強く床に押しつけると、むしろそのせいで吸引力は落ちてしまいます。掃除機というのは、ノズルを床に軽く置く程度にし、ゆっくり動かしたほうがゴミをよく吸い取ってくれるのです。

これら「まちがった2つのかけ方」に共通しているのは、腰を曲げた前かがみの姿勢で掃除機をかけていること。この姿勢は腰に大きな負担をかけるだけでなく、肺が縮こまってしまうので、体中の酸素不足まで招きます。

酸素不足は神経をつまらせる大きな要因でしたよね。神経のためにも、絶対にやめたほうがいいでしょう。

話が少し大きくなるようですが、よくニュースで「ゴミ屋敷」問題が取り上げられています。

多くの場合、住人は独り暮らしの高齢者で、ゴミ出しや掃除が体力的にきつくてできなくなったことや、生活意欲の低下などがきっかけとなってゴミ屋敷化が進んでしまったようです。

意欲の低下と神経の老化は密接につながっているので、まさに「神経の老化がゴミ屋敷を生んでいる」といってもいいでしょう。

こうした家に住むのは衛生上良くないし、ケガの危険性も高くなります。もちろん、神経の老化がさらに加速するという意味でも良くありません。なぜなら、積まれたゴミのせいで家の中での移動範囲が狭くなってしまい、神経が刺激される機会が減るからです。

ゴミ屋敷とまではいかないまでも、高齢になると整理整頓が苦手になったり、空気の入れ替えをするのが億劫《おっくう》になったりするものです。でも、**家の通気性が悪いということは、神経の通りを悪くしているのと同じ**こと。

自分で掃除するのがつらいのであれば、人の手を借りたり業者を利用したりしてもかまいません。家の中の風通しを良くすれば、移動できる面積が増える分、神経の通りもきっと良くなります。

家の通りが良くなれば、神経の通りも良くなって体中のつまりがなくなる

6 洗濯・料理は「かかと立ち」でする

今度は洗濯や料理などの家事をしているときに、「ながらトレーニング」で神経を若返らせる方法をお伝えしたいと思います。

台所に立って洗い物や調理をしているときは、どうしても姿勢が崩れがちです。特にキッチンが低いと腰をかがめて作業することになるため、すぐに腰が痛くなってきます。

また包丁を使っているときも、つい肩を丸めて猫背になるので、キャベツの千切りを大量につくるときなど、疲れもたまりやすくてたいへんです。

「台所仕事は腰が痛くなるもの」とあきらめているかもしれませんが、できれば普段の生活のなかで姿勢が悪くなる習慣は排除したほうがいいのは、これまで話してきた通りです。

そこで、私がおすすめする「ながらトレーニング」を家事の際におこなえば、こうした姿勢の悪さが解決されるだけでなく、神経も一緒に若返ります。そのトレーニングとは、つま先立ちならぬ**「かかと立ち」**をすることです。

試しに、キッチンでの作業中は、ただ立つのではなくつま先を上げてかかとで立ってみてください。バランスをとるのがむずかしいなら、青竹踏みなどをつま先で踏むといいでしょう。

かかと立ちをすると、体がバランスをとろうとして自然とお腹《なか》に力が入り背中が伸びます。腰をかがめるのではなく、股関節から体を曲げるようになるので、腰への負担が少なく、ほど良い姿勢になるはずです。

普段かかとを上げたつま先立ちになることはあっても、かかと立ちをする機会はほとんどありません。

ということは、つま先立ちをすることで、すねの筋肉は伸ばすことができますが、「第2の心臓」とも呼ばれているふくらはぎ側の筋肉は縮こまったままになっているということ。

ふくらはぎは、下半身にたまった血液を心臓に送り返すという大事な役割を担っていることから「第2の心臓」と呼ばれているのですが、ふくらはぎの筋肉が縮んだままだと、そこに通っている大事な神経がさびついてしまいます。

かかと立ちは、姿勢を正すだけでなく、普段の生活であまり伸ばさないふくらはぎの筋肉をしっかりとストレッチして、第2の心臓につながる大事な神経を刺激することができるのです。


このかかと立ちは、キッチンだけでなく、洗濯物を干す際にも使えます。

つま先を上げてかかとで歩いてもいいし、レンガなどをつま先で踏みながら干してもいいでしょう。ただし、バランスを崩さないように十分注意してください。また、かかとが高いサンダルなどを履いているときは危険なのでやめましょう。

「料理」「洗濯」のときにかかと立ちすれば、神経はどんどん元気になる

7 買い物のときは「50円玉」を使う

次は楽しい楽しい「**買い物**」で神経を若返らせていきましょう！

スーパーへ行くのに、自転車を利用している人も多いと思いますが、その際に気になるのがやはり姿勢。猫背になって顔を突き出すようにして自転車を走らせる人を見かけますが、神経的にも安全性の面でもとても危険だと思います。

こういう自転車の運転をしている人は、一点を見つめて目の前の狭い空間しか見えていません。ただ一点を見つめて突進していくような運転は、まさに五感のなかで「視覚」しか使えていない状態です。しかも、極端に視野が狭くなっているので、左右もしっかり見えていません。

どうせ自転車に乗るのであれば、風を肌で感じ、鳥の鳴き声や子どもたちの笑い声に耳を傾け、周囲の木々の緑や美しい花を愛《め》でながら走るくらいの心の余裕がほしいものです。自転車に乗ったら、ぜひ背筋を伸ばして、周囲にたくさんのアンテナを張るようにしてください。

そうやって感覚神経をフル活動させていれば、急に飛び出してきた子どもにも対応できるし、ご自身が事故にあうリスクも減らせます。同時に、たくさん刺激を感じるので感覚神経も活発になります。

また、買い物には「お金」が必要ですが、**銀行でお金をおろすときには、窓口ではなくＡＴＭを使いましょう。**

高齢になると「ＡＴＭが苦手」という方が多くなります。どのボタンを押せばいいのか迷ったり、タッチパネルがうまく反応してくれなかったりと右往左往してしまう。そんなときは、後ろに並んでいる人から無言のプレッシャーを感じて、つい緊張してしまうものです。

でも、ここでは神経の若返りのためにも、指先の感覚を駆使してＡＴＭ操作に挑戦してみましょう。窓口の人に任せてばかりいては、神経が若返るせっかくの機会を失ってしまいます。

機械の操作は、脳と神経を活性化してくれる絶好のチャンスです。

特にATMは指と頭をフルに使います。これは、39ページの「ペンフィールドのホムンクルスの図」でとても大きく描かれていたところですよね。

まさにATMこそ、うってつけの「神経若返り機」といえるでしょう。

さて、銀行での用事を済ませつつ、ようやくスーパーに到着しました。そこでみなさんにぜひともやっていただきたいのが、できるだけ**「五感を刺激しながら売り場をまわる」**ということです。

青果コーナーには色鮮やかな果物や野菜がたくさん並べられていますね。そこで**色を5つ**見つけてみましょう。

緑の葉物野菜、黄色のパプリカやレモン、オレンジ色のミカンやニンジン、紫色のナスや赤キャベツ、まっ赤なトマトなど、季節によってさまざまな色の食材が見つかるはずです。ついでに香りを楽しんでもいいですね。

同様に鮮魚コーナーでもカラフルな魚や刺身がありますから、色を探して視神経を刺激してみてください。

そして、試食コーナーがあれば遠慮せずにいただきましょう。**食べるという行為は、五感をフルに使います。**まず、試食品を目で見て、香りを楽しみ、口に入れたら歯ごたえや舌触り、噛《か》んだときの音などを楽しみます。そして、じっくり味わってください。ほら、それだけでしっかり五感を刺激できているでしょう！

そして目的の商品をカゴに入れ終えたら、レジでの支払いです。

ここで簡単に電子マネーでピッと精算を済ませていたら、神経は鍛えられません。やはり、少々面倒でも小銭を使ったほうが指先の神経を使うので、神経の若返りには効果的です。

特におすすめしたいのは、**もっとも探しづらい硬貨を積極的に使う**ことです。

総務省の統計によると２０１１年時点で、硬貨の流通枚数がいちばん多いのは１円玉、次いで10円玉、５円玉、１００円玉、50円玉、５００円玉となっています。流通枚数が少ないとはいえ、５００円玉はもっとも大きい硬貨なので、小銭入れの中でもかなり目立つ存在です。

逆に、小銭入れの中から探し出して取り出すのがいちばん厄介なのは、2番目に流通枚数が少なくて、色が100円玉と似ているうえに大きさも目立たない**50円玉**。神経を若返らせるためにも、もっとも見つけづらくて取り出しにくい50円玉を積極的に使いましょう。

あなたの財布で立派なクレジットカードが光っていても、脳と指先の神経を使って50円玉をつかみ、小銭での支払いをゲーム感覚で楽しんでみましょう。

買い物のお会計に「50円玉」を入れて、脳と神経を刺激する

8 「でこぼこ散歩」する

運動で体中の筋肉を刺激して神経を鍛えたほうがいいのはわかっていても、年齢を重ねると昔のようにいろんなスポーツに挑戦するのはむずかしいものです。無理をしてケガをしたら元も子もないので、慎重になる気持ちもわかります。

その点、**散歩やウォーキング**は老若男女だれでもできますし、必要なのは履きなれたスニーカーと帽子くらい。自転車を利用するよりも五感を使ってまわりの景色をゆっくり楽しめるのもうれしいポイントです。姿勢を正してたっぷり空気を吸い込んで歩けば、絶対に神経は喜びます。

とりわけ、神経を鍛えることを考えると、**海岸の砂浜や河原の砂利道などが理想の散歩コース**です。足裏全体で砂利のでこぼこや砂浜の沈み込む感触を覚えながら歩けば、神経も効果的に鍛えられます。

足裏に刺激があるような不安定なところをコースに取り込んだ**「でこぼこ散歩」**ができれば最高です。

ただし、不安定すぎると転びやすいので、足腰が弱くなっている人は歩きやすさを重視して、アスファルトなど平らなコースを歩きましょう。

また、散歩をするときは、心の中ででもいいので「1、2、1、2」とリズムをとりながら、自分の歩きやすいスピードでウォーキングしましょう。小さな声でつぶやけば、聴覚の刺激にもなります。

高齢の方はスリ足になりがちで、歩幅を広くするのがむずかしいかもしれません。歩幅を広げるのが無理ならば、リズムをとるほうを優先してもOKです。よく「1日1万歩」「どれくらいの速さで歩くのがいい」など「健康にいい歩き方」についていろいろ語られていますが、あまり気にしなくても大丈夫。

神経を若返らせるという観点で考えると、その人の体力次第で無理せず歩けばいいと思います。どれだけ歩いたか、カロリーを消費したかよりも、**散歩自体を楽しんで毎日続けることのほうが、神経にはずっといいことなのです。**

歩くことが重荷になってしまわないよう、散歩を楽しい習慣にしてしまいましょう。

「でこぼこ散歩」でバランス感覚を鍛え、「つぶやき」で聴覚を刺激する

9 「ハンパ」に読書する

読書は私たちの心を豊かにしてくれる最高の娯楽のひとつですが、ときには読むのが億劫、なんてときも。たとえば、目が見えづらくなると、次第に読みたくても読むのがつらい状態になってしまいます。

目が悪いのも忘れて集中するくらいおもしろい本にめぐりあえても、それはそれでたいへんです。気づけばあっというまに1時間くらい経過していて、体がこり固まった経験は、読書家の人なら1度や2度ではないでしょう。

無我夢中になって時間を忘れるほど読書に集中してしまうのは、じつは神経を老化させる原因になります。なぜなら、休みなくずっと読み続けるのは、まさに過剰な情報が神経を絶えず流れている状態だからです。

神経に電気が流れすぎると、目も脳も疲れきってしまいます。すると、目の神経がつまってしまうことに。また、肩や首などの筋肉がこると乳酸などの疲労物質がたまり、神経の流れが余計悪くなります。

特にひざの上に本を置いて読んだり、ベッドやソファでうつぶせになって読書にふけったりするのは厳禁です。

ひざに載せた本を読むためには首を下に曲げなくてはならないし、うつぶせでの読書は上半身を無理に起こしているので、腰の骨のそりが不自然なほどきつくなり、腰や背骨に大きな負担を与えます。

それこそ、神経のつまりを直接的に引き起こしてしまいます。

では、**「神経が若返る読書法」**とはどんなものなのでしょうか?

それは、**「30分間集中して読書したら、本を閉じて1分間の空想タイムをつくる」**という方法です。こうすれば、まず視神経に疲れがたまりません。同じ姿勢を続けないで済むから、肩や首の筋肉への負担もずっと和らぎます。目や筋肉が休まるということは、その分神経もリフレッシュできるのです。

そして空想タイムには目を閉じて、読んだ本のイメージを頭の中で繰り広げましょう。そうすることで、脳の疲れが癒やされると同時に、読んだ内容を振り返ることで本の内容も忘れにくくなります。1分経過したなら、脳でイメージするのをやめて、また本を開いて首は曲げずに読みはじめましょう。

空想タイムに入るときは、区切りのいい箇所まで読みたくなるものですが、中途半端なところでやめたほうがワクワク感は続きます。

ハンパなところで中断したほうが、ワクワク感が続く分、再開したときに脳はスッと本の世界に入り込みやすいので、この方法がおすすめです。

娯楽つながりで、**神経を若返らせるテレビの観賞法**についてもお伝えします。

最初に断っておきたいのは、**一日中テレビをつけっぱなしにしておくのはNG**だということ。テレビの映像や音声が目や耳に入ってくれば刺激になりそうですが、それがずっと続くと、電気が流れすぎて視神経も聴覚神経も麻痺《まひ》してしまいます。読書と同じで、一定時間テレビを観《み》たら休むのが基本です。

また高齢になると苦手になる人も多いリモコン操作ですが、小さなボタンを押すのは指の神経を刺激することになるので、ただチャンネルを変えるだけでなく、いろいろな操作をしてみましょう。お目当ての番組がCMに入ったときは、dボタンを使って天気予報やニュースをチェックしてみてください。

そして、**寝ながらテレビを観る姿勢は神経の天敵**です。寝ころんでテレビを観るとき、多くの人は体を横向きにして片肘をついて頭を支える姿勢をとりますが、この姿勢は肩や首だけでなく、神経にとっても最悪です。

これは一見楽な姿勢のようですが、肘をついたほうの手で首の骨を無理やり反対側に曲げているので、ものすごい負担を首の神経にかけています。

また、寝そべってテレビを観ると、リラックスしすぎて眠くなることもありますが、そんな無理のある姿勢のまま寝れば、酸素はうまくまわらず、神経も長時間つまってしまうのでたいへんです。

「寝ながらテレビ」は肩こりや首痛のいちばんの原因であり、神経がどんどん老いていきます。テレビは必ず画面の真正面に座って、少し離れて観るのが鉄則です。

最後に、**神経を若返らせる新聞の読み方**です。電車の中だと周囲の人のことを考えて小さくたたんで読むほうがいいのですが、神経復活のためにも家ではきちんと広げて読むことをおすすめします。

最初は目次に目を通す感覚で、1面から最終面まで大きな見出しを拾って読んでください。そうすることで目から入ってくる情報量が多くなり、神経はフル稼働します。また、勢いをつけて紙面をパッパッとめくることで指の神経を刺激することにもなります。

すべての見出しをひと通り見てから、気になる記事を改めてじっくりと読むようにしましょう。

よく、新聞を読み終えたときに、四つ折りできないくらい紙面をバラバラにしてしまう人がいますが、これはページをめくる際、指先の神経をちゃんと使えていないからかもしれません。めくるときにもう片方の手で次のページを押さえておけば、あまり崩さずに読めるはずです。

また、両手を使うことで、指先の神経も片手だけでめくるときの倍使うことになります。つまり、**両手を使えば、新聞もきれいに読めるし、神経への刺激量も2倍に増える**のです。もし、それでも読んでいるうちにずれてきたら、真ん中のページに来たときにトントンと整えるといいでしょう。

このように新聞や本、テレビなどの身近な娯楽に興じるときも、ただ漫然と楽しむのではなく、神経への刺激を少しでも意識できれば、神経の若返りには必ずプラスになります。

「30分読書→1分空想」のリズムで、神経に疲労をためない

10 口に入れる直前に「深呼吸」する

次は「食事」という習慣を通して神経を若返らせる方法をお話ししましょう。

食事は、単に神経の維持に必要な栄養を摂取できるだけではありません。神経を若返らせるという意味においても、**食事ほど五感をフルに使って神経を鍛えられる習慣はない**といえます。

私たちは、食事を舌だけでなく、見た目や香り、音でも味わっています。たとえば、梅干を見ると唾液が出るのも、お肉がジューと焼ける音に食欲がそそられるのも、ケ

ーキの香りにおもわず笑顔がこぼれるのも、「食べる」という行為が視覚や聴覚、嗅覚を刺激するからにほかなりません。

また、口内にはたくさん神経が集中していましたよね。「食べる」という行為は、その口内の神経を総動員するものでもあります。

あごを動かして噛むにも、舌を動かして口の中の食べ物を移動させるにも、口内の運動神経はフル活動しています。そして味覚情報をはじめ、食べ物の「熱い・冷たい」「軟らかい・硬い」といった情報も感覚神経を刺激します。

よく「早食い」は体に良くないといいますが、神経の若返りという観点から見てもおすすめできません。

私たちの体は、料理の見た目や香り、音などの情報によって神経が刺激されると、唾液や胃酸、消化酵素の分泌準備が整い、腸も動く用意をはじめます。

ところが、早食いすると、五感からの情報が入る前に食べはじめ、消化の準備が整う前に食べ終わってしまうので、胃腸に負担がかかります。五感に訴える多くの情報も無視しているので、神経を鍛えることはできません。

神経を若返らせようと思うのなら、**料理が目の前に出てきたら、まずは目でじっくりと味わいましょう。**

どんなふうに盛りつけられているのか、どんな食材が使われているのか、そういった情報をしっかり目から神経に送り込んでください。そしてできることなら、その料理に使われている色を3つ見つけるよう意識すると、脳と神経を一気に刺激できるので、なおいいでしょう。

それから、料理を口に運ぶ際には、**入れる直前に姿勢を正して深呼吸**してください。たくさんの酸素と一緒に、料理の香りを胸いっぱい吸い込んで堪能するのです。

口の中に入れてからも、甘味、酸味、塩味、苦味、うま味といった味覚に加え、歯ごたえや舌触りといった食感、温度感覚、噛むときの音、鼻に抜ける香りなど、さまざまな情報を得ることができます。この情報が刺激となって神経を磨き上げるのに役立ちます。

また、神経が若返るのに必要な栄養素として、神経の材料となる**良質な油**や**タンパク質**、神経のエネルギー源である**糖分**をしっかりとることも重要です。

ミエリンの老化を招く貧血を予防するには、鉄分だけでなく、鉄分を吸収しやすくする**ビタミンC**や、酸素を運ぶヘモグロビンの生成に必要な**ビタミンB群**なども欠かせません。

つまり、**栄養バランスのとれた食事があってこそ、健全な神経の働きが維持され、ミエリンの再生を促進させられる**のです。

最近の研究で、ある漢方薬にミエリン再生をうながす成分が豊富に含まれていることが明らかになりました。その漢方薬とは、七味唐辛子やお屠蘇《とそ》に入っている、温《うん》州《しゅう》ミカンの皮を乾燥させた「**陳皮《ちんぴ》**」という生薬です。

これまでにも血流改善や肝機能改善、整腸効果などの薬効が知られていましたが、最近になって**陳皮に含まれるヘスペリジンやナリルチンという成分がミエリンの修復力を強める**ことがわかったのです。

であるなら、普段の食生活でも陳皮を積極的にとりたいものですが、含まれているのは温州ミカンの「実」ではなく「皮」のほう。一般的には食べない部分です。でも、その薬効を考えると、捨ててしまうのはあまりにももったいない。そこで、とっておきの食べ方をご紹介しましょう。

ミカンを食べた後に皮をしっかり天日干しして、包丁で細かく粉砕してください（フードプロセッサーがあれば便利）。こうすれば、お手製の陳皮のできあがりです。漬物やおひたしに振ったり、ドレッシングに使ったり、意外にその用途は広いので、普段の食事に利用してみてはいかがでしょうか。

紅茶の香りづけとして蜂蜜とショウガとともにお湯を注げば陳皮茶としても味わえます。ぜひ、お試しください。

食べる直前の「深呼吸」で、酸素と匂いを取り込み神経に栄養を与える

11 寝るときは「3つの山」をつくる

最後に取り上げる習慣は、1日を締めくくる「睡眠」です。

よく「人生の3分の1は眠っている」といいますが、それだけ睡眠は大事だということ。「神経を若返らせよう！」と目覚めている間だけいろいろ気をつけても、睡眠をおろそかにしているようでは、非常にもったいないといえます。

日本人の平均的な睡眠時間は、６〜９時間といわれていますが、あなたの睡眠時間がそれに満たなかったとしても心配ありません。睡眠は長ければいいというものではないからです。

もし、あなたの睡眠時間が平均より短かったとしても、昼間の活動に問題がなければそれで十分です。

それどころか、神経を若返らせるという点を重視するならば、**長すぎる睡眠は刺激が少なすぎて良くありません**。刺激が少なすぎると、神経に適度な電気が流れず、さびついてしまいます。

たとえば12時間も寝ていると、１日の半分を刺激のないまま過ごしていることになります。逆に、短くても深くて質のいい睡眠がとれているのなら、神経が刺激を受ける機会も増えるので、さびやつまりは確実に減っていくはずです。

じつは、この睡眠の質、「眠るときの姿勢」と密接に関連しています。

とりわけ「質の良い睡眠」をとるうえで意識してほしいのが、**「3つの山をつくって眠る」**こと。

これはいったい、どういうことなのでしょうか?

朝起きたときに腰や背中、肩などに痛みがあるときは、無理な姿勢で寝てしまったのが原因のことも少なくありません。特に高齢になると、太ももの裏の筋肉が硬くなるため、足を伸ばして仰向けで寝るのがつらくなります。

そんなときは**座布団をたたんでひざの下に入れる**と、神経の通りも良くなって楽に眠れます。同様に腰が痛い人は、**腰の下にバスタオルを丸めたものを入れる**といいでしょう。

そして、高すぎる枕は神経の老化の原因になるので絶対にやめること。高めの枕に浅く頭を乗せると、あごを引いた状態のまま寝ることになります。そうなると首の後ろの神経が張って、つまってしまうことに。

低めの枕を深く入れて、首がまっすぐ伸びた状態にすると、神経も痛まず、睡眠も深くなるのでおすすめです。

以上のことを実行すると、ちょうど**ひざ・腰・首のところに「3つの山」**ができますね。この3つの山こそ、神経の通りを良くして安眠をもたらしてくれる「眠りと神経の味方」です。

自然な体勢のままで眠れるように体を支えてくれる3つの山は安眠のコツ。そして、安眠は神経の味方です。

この3つの山をつくってから横になれば、深い睡眠が得られ、寝ている間も神経の流れを良くすることができるでしょう。

また、どうしても昼間に眠気が出てしまうという方は、ぜひ**「朝寝」**を試してみてください。

「早起きは三文の徳」などといいますが、あまりにも早く目が覚めると、午前中のうちに疲れて眠気が出てくることもありますよね。

そこで、朝4時ごろに起きてしまう方は、9～10時に昼寝ならぬ「朝寝」をしてみましょう。そこでいったん仮眠をとって、神経が若返る要素満載の「昼からの活動」に支障をきたさないようにするのです。

ただし、ここでも「姿勢」が大事になるのでご注意を。「朝寝」をする際は横にならずに、座ったままで30分くらい仮眠をとりましょう。横になって寝ると睡眠が深くなりすぎて、夜の眠りに影響してしまうからです。

特に注意してほしいのが「うつぶせ」にならないこと。「うつぶせ寝」は胸を圧迫するので肺がきちんと空気を吸えず、酸素不足を招いて神経を老化させてしまいます。なので、「朝寝」をするときは、椅子の背もたれにしっかりもたれることを心がけてください。

「朝は忙しい」という方や、お勤めの方であれば、朝寝の代わりに「昼寝」を取り入れてみてもいいかもしれません。

人間は、午後1~2時ごろになると生理学的に眠くなることがわかっています。

これは疲れが出てきて、神経がつまってきた証《あかし》。そのつまりをリセットするには短時間の昼寝が効果的で、最近では仕事の効率を上げるために、職場で昼寝を導入する会社も増えてきているそうです。

このときも姿勢には、「朝寝」同様、注意してくださいね。

ひざ・腰・首の「3つの山」が「睡眠若返り法」のカギ

ちょっとした意識でどんどん神経が若返る生活、いかがでしたか？

いつもの日常のなかで、ちょっとしたことを変えるだけで神経がたちどころに若返るのは本当に素晴らしいことですよね。

明日から、いや可能なら今からでも、ぜひ取り入れていただければ、と思います！

ただ、それでも
「本当にこれで若返るんだろうか？」
「実践してるけど、神経はきちんとクリーニングされているのかしら？」
と、不安がよぎることもあるかもしれません。

ではそういった不安、いったいどこから来ていると思いますか？

じつは、**「不安」や「イライラ」といった感情も、神経からやってくる**のです。

神経と心は切っても切れない関係にある。そして、神経が元気になれば、どんどん気持ちが前向きになって明るくなっていく――。

「神経と心は深くつながっている」これが長年「神経の旅」をしてきて、私がたどり着いた答えです。


神経と心の密接なつながりを知れば、きっとあなたの神経に眠った「意欲」も目を覚まし、読み終えたときには不安や心配が消し飛んでいるはずです。

そしてその後には、やる気と気力に満ちあふれた、「不安知らず」で充実した毎日が待っているでしょう！


それでは、いよいよ神経をめぐる最後の旅となる「神経と心の世界」に一緒に足を踏み入れていくことにしましょう。

第5章

神経こそが心の正体である

「神経こそが心の正体である」

ここまで、病気にならないための神経若返り法として、2つの神経クリーニングと日々のなかで実践できる11の習慣についてお伝えしてきました。

神経が若返れば「体が思ったように動かない」動作の悩みと、「病気になりたくない」健康の悩み、この両方を解決することができる――。

しかし、神経若返りの効果は、じつはこれだけではありません。

神経が若返ると、体が健康になるばかりでなく、悩みや不安、イライラといった心にかかった雲が消え、「意欲」「やる気」がどんどん出てきます。**「神経が若ければ、心のつまりもなくなる」**ということを、最後の章でお伝えしたいと思います。

じつは、**みなさんの心の中に生まれるありとあらゆる感情は、すべて「神経」に由来して**います。

すでに、「神経とは電気の通り道である」と説明しましたが、喜びや悲しみも電気が流れなければ生まれません。電気をつくるのは脳ですが、電線が老化して電気が通らなければ、心は滞ってしまいます。だから、私は中枢《ちゅうすう》神経・自律神経・末梢《まっしょう》神経すべてを含めた**「神経のかたまり」**こそが**「心の正体」**だと考えています。

そもそも「神経」という言葉には、**「心の通り道」**という意味が込められています。この言葉が初めて世に登場したのは、かの有名な日本初の西洋医学の翻訳書『解体新書』。杉田玄白らがオランダ語で書かれた西洋医学書を日本語に翻訳するときに、神経を意味する「ｚｅｎｕｗ」の訳として、**「神気」**と**「経脈」**という2つの単語を合わせて「神経」という言葉を考え出しました。

「神気」とは万物の元となる気や精神力を意味する言葉で、「経脈」は気や血、水の通り道を意味する古代中国の医学用語です。ちなみに「神」という文字には、魂や心という意味もあります。

つまり、もともと「神経」は、「心の通り道」「精神の通路」という意味を込めてつくられた言葉だったのです。

神経がつまれば電気は流れなくなり、心も滞ってしまいます。そのような精神の流れがつまっている状態が、うつや統合失調症などの内面の問題を引き起こすのです。

すぐに心が沈んでしまう人、常にマイナスの感情に支配されてしまう人は、そんな「心の通り道」が老化して流れが悪くなっているだけ。その流れを、神経クリーニングや神経若返り生活で正常に戻せば、もっと物事に前向きに取り組め、不安な気持ちも消えてスッキリするはずです。

神経を若返らせるということは、滞った心の流れをスムーズにすることでもあります。それができれば、体の不調から解放されるだけでなく、意欲を取り戻し、常に前向きな心でいられるようになるのです。

本章では、そんな**神経と心の関係**にスポットを当ててみたいと思います。

病は精神論だけでは治らない

「病は気から」という言葉がありますが、私はそれこそ**「病は神経から」**だと思っています。

神経が若ければ気持ちも前向きになり、その結果、病が遠ざかっていく、すなわち「気は神経からであり、病も神経からである」。これが、脳神経外科医として医療の現場に携わってきたなかで、私がたどり着いた結論です。

私が脳神経外科医になろうと決心したのは、大学を卒業して研修医となるときでした。今でこそ、研修期間の2年間さまざまな診療科で経験を積むのがあたりまえですが、当時は大学卒業と同時に専門を決めなくてはいけませんでした。

そのころ、私は人間の心と神経にたいへん興味があったので、手術により脳と神経を直視できる脳神経外科を選ぶことにしました。というのも、当時の私は「脳のなかにこそ心は存在する」と思っていたからです。

精神科医や心療内科医、神経内科医でもＭＲＩの画像から脳の状態を診たり、問診から心の状態を想像したりはできますが、脳をこの目で直接見ることができるのは脳神経外科医だけ。頭の中に分け入って脳を見るとともに、どこに心があるのかたしかめたかったので、私は脳神経外科医の道に進むことにしました。

脳神経外科医になってから31年が経《た》ち、これまでに5000件以上の手術に立ち会ってきましたが、どれだけ頭にメスを入れても心は見つかりませんでした。

それでも、わかったことがひとつあります。それは、**人の心と体は、私たちが考える以上に神経によって深くつながっている**ということです。

ロボットは故障した部分だけ修理すれば元通りになりますが、人間の場合はそう簡単にはいきません。そこに「心」があるからです。

心の不調が痛みになってあらわれたり、逆に安心感や前向きな気持ちが治癒を早めたりといった場面を、私は何度も目にしました。

私は脳神経外科医なので、精神科や心療内科の先生とはちがったアプローチで心の病を治すことを心がけています。私の信条は、病を治す「主治医」であるだけでなく、患者さんのそばにいつも侍《はべ》る「主侍医」でいることです。だから、常に患者さんの目を見て、心に迫る会話をしながら治療にあたるよう努めてきました。

ここで、少し神経や心に関連する診療科の話をしましょう。おそらく一般の人には精神科や心療内科、神経内科、脳神経外科のちがいがわかりにくいことと思います。それぞれの科の特徴を簡単にまとめてみました。

・精神科

精神疾患を専門に扱う科。不安や抑うつ、不眠、幻覚などの心の症状や統合失調症や躁《そう》うつ病など、**心の病**そのものを扱います。

・心療内科

心身医学を専門に扱う科。心因性の喘息《ぜんそく》や頭痛、過敏性腸症候群など、**心の病が原因で出た体の症状**、いわゆる心身症を治療します。

・神経内科

脳神経系の疾患を専門に扱う科。パーキンソン病や筋萎縮性側索硬化症（ＡＬＳ）など、**神経の働きが低下して起こる病気**に対して投薬など内科的治療をおこないます。

・脳神経外科

神経内科と同じ、脳神経系の疾患を専門に扱いますが、内科的治療ではなく、**手術などをメインとした外科的治療**をおこなう科です。

これらのなかで、もっとも新しいのが2番目に挙げた心療内科です。日本の場合、心療内科を標榜《ひょうぼう》診療科として厚生労働省が認めたのは1996年のことなので、まだその看板を掲げるクリニックがあらわれてから20年しか経っていません。

心療内科が主に扱う心身症は精神疾患ではなく、あくまで身体疾患（体の痛み、不調）です。

とはいえ、体に出ている症状は心の問題と複雑に絡み合っているため、身体的な治療だけを施してもなかなか治りません。

そのため、心療内科ができる以前は、「病は気からというだろ。もっと気持ちを強く持てば治るんだ！」と患者さんを怒鳴って帰すような医師もいました。そのあげく、呼吸器内科や皮膚科といった専門科で治らなければ、精神論を持ち出して精神科にまわされることも、残念ながらしばしばあったようです。

専門化が進んだ医療だけでは、体の一部を細かく診ることはできても、患者さんの心と体全体の健康を実現することが困難になってきているのが実情です。

私自身、かつて病院に勤務していたころ、そんな場面に何度も遭遇し、疑問を抱くようになっていました。

患者さんが本当の健康を手に入れるために、自分には何ができるのか――。

そう考えて私が出した答えは、患者さんが苦しいときにこそ心の支えとなって傍らにいる「主侍医」になることでした。

そこで私は大きな病院を辞めて、草の根医になることを決心し、現在のクリニックを開業したのです。ここでは脳神経外科だけでなく、心療内科や神経内科の看板も掲げています。

人間の心は神経のかたまりであると同時に、神経は体とも複雑に絡み合い、互いに連動しています。だから、精神論を振りまわしても、逆に心の問題を無視しても、本当の意味での健康は手に入りません。

もっとも根本的な解決法、すなわち「**神経を若返らせて元気な心を取り戻す**」ことで、心と体、両方にアプローチしていかなければいけないのです。

心の平穏を取り戻した3人の物語

クリニックを開業して以来、私は脳神経外科医として脳や脊髄《せきずい》、末梢神経の疾患だけでなく、認知症や高次脳機能障害、パーキンソン病、そして頭痛をはじめあらゆる痛みの治療に情熱を傾けてきました。

そうしたなかで、心の病に苦しむ患者さんが神経クリーニングをして神経を若返らせた結果、精神的に不安定な状態を脱し、病を克服する様子をいくつも目の当たりにしてきました。そんな神経の若返りが心の平安をもたらした物語を、いくつか紹介したいと思います。

◎「心の不安」が消えたAさんの話

初めてAさんが私のクリニックを訪れたとき、彼女は診察室に入ってから出ていくまでの間、ずっと下を向いたまま。一度も顔を上げて私の目を見ることはありませんでした。

Aさんは29歳の会社員でしたが、職場のストレスからうつ状態になっており、心身ともにボロボロでした。

まわりの同僚の会話がすべて自分の悪口を言っているように聞こえる——。

上司が自分にだけ冷たいような気がする——。

そんな不安が彼女を毎日苦しめ、その不安を押し殺しながら仕事をしているうちに、どんどん「全部自分が悪いからだ」と考えるようになり、眠れず、食事ものどを通らなくなっていました。やがて、自分には存在する価値がないのではないかと思い込み、「死にたい」とまで考えるようになってしまったのです。

「私なんて生きている価値がないんです。だから、毎日死ぬことしか考えていないのに、死ぬのが怖くてたまらない。死にたいのにどうやったら死ねるのかもわからない。本当に、もう消えてなくなってしまいたいんです……」

こう訴えながら、彼女は自分の足元だけを見つめて涙をポロポロこぼすのです。

医学的に見ると、彼女はまさに自律神経が乱れている状態でした。神経を流れるべき電気がきちんと通っていないから、セロトニンやドーパミンといった神経伝達物質が滞っているわけです。

こうした神経伝達物質の役割は心のバランスを保ち、やる気や意欲を呼び起こすことなので、それが流れなければ彼女のようにうつ状態になってしまいます。

Aさんは会社指定の精神科で抗うつ剤や抗不安剤を処方されていましたが、体がだるくなるばかりでまったく効かなかったと言います。すると、次々と薬の種類が増やされるようになり、「頭が痛い」といえば頭痛薬、「食欲がない」といえば食欲増進剤、「眠れない」といえば睡眠薬……と、Aさんはいつしかすごい量の薬を飲むようになっていたのです。

前にも述べたように私は「心に迫る医療」を信条としているので、薬ではなくほかの方法を試みることにしました。それは「言葉というメスを使った手術」です。

「つらかったですよね」
「薬を少しずつ減らしていきましょう」
「自分をほめてあげられるのは自分しかいないんですよ」

こうした言葉を投げかけて、彼女の心の電線をさびつかせている雲を一緒に取っていきました。そして、私は彼女にこう伝えました。

「帰宅して、いつものように不安がわいてきたら、声を出して呪文のように『考えない、考えない、考えない……』と10回唱えるようにしてください」

さらに10種類も出されていた薬を3種類に絞り、不安なときにいつでもなめられるよう、効き目の軽い薬だけをお守りとして持ってもらいました。

Aさん自身、私の言うことをよく守ってくれたので、次第に彼女の不安な気持ちは薄れていきました。２週間ごとにクリニックを訪れる彼女は、私の顔を見ていられる時間が徐々に長くなり、３カ月後にはまるで別人のように背中がピッと伸び、笑顔を浮かべるようにまでなっていたのです。

「先生のところに伺って、本当に良かったです」

そう言ってくれたAさんの言葉は、言葉というメスを使った手術が成功したことを物語っていました。彼女が心の不安を消し去ることができたのは、薬の効果もあったでしょうが、なによりもご自身の言葉で一生懸命神経を刺激して若返らせたことが功を奏したからだと思います。

◎「どうしようもないイライラ」が消えたBさんの話

神経の通りが悪くて、Aさんのように気持ちが沈んでしまう人がいる一方で、電気が流れすぎてイライラし、気持ちが高ぶってしまう人もいます。

Bさんは30代後半の専業主婦で、ご主人と小学生になる男の子の３人家族。彼女の悩みは、イライラするといつも子どもに当たってしまい、その後で、そんな自分が情けなくて落ち込むのを繰り返していることでした。

彼女のご主人は絵に描いたような会社人間だったので、毎晩のように午前様。夕飯をつくっても、「飲んできたからいらない」と食べもせず、酔っぱらってすぐに寝て、翌朝は早くから会社へ出かけてしまう。だから、Bさんがその日の出来事を話したいと思っても話せない。子どものことを相談したくても「お前に任せる」といって取り合ってくれない……。

そんな日々のなかで、Bさんは徐々に孤独を募らせていったのです。

子どもは大きくなるにつれ反抗的になり、母親の言うことなど聞かなくなるものですから、Bさんもそんな息子さんとたびたび衝突するようになりました。彼女のなかで行き場のない不満や怒りのエネルギーが膨れ上がり、息子さんと言い合いになるたびにそれが小爆発していたのです。

まるで雲の中に電気がパチパチとたまるように、Bさんの心の中にも静電気がたまっていきました。そして息子さんの反抗的な一言をきっかけに、そのたまった静電気が一気に神経に流れて、電流が噴出！　まさに雷が落ちたように感情が大爆発したのです。

こういったケースは、日頃から心の中に静電気をためないようにすることが大切です。なので、外来を訪れたときに、ため込んでいた不平や不満、怒りなど、言いたいことをすべて吐き出してもらいました。私はただ黙って彼女の話に耳を傾けて頷《うなず》き、最後に「苦しくなったらいつでもここに来てください」という一言をつけ加えるだけ。

2週間後、ふたたびクリニックを訪れた彼女は笑顔でこう言いました。
「この前、先生に話を聞いてもらってから、すごく気が楽になりました。やっぱり言いたいことを全部発散するとスッキリするものですね」
もちろん、心の静電気がたまりにくくなる薬もお守りとして出しましたが、Bさんのさびついた神経を磨いて電気だまりを消したのは、**「話す」という言葉の力**によるところが大きかったのではないかと思います。

じつは、人間の脳における神経回路のうち、**「言葉を話す」というのはもっとも優先される回路**のひとつです。

たとえば、みなさんは何か作業をしているときに話しかけられ、それに答えようとしてつい手が止まったことはありませんか？

おしゃべりをしていると、手がお留守になってしまうのは、手を動かすよりも話すことが神経的に優先されるからです。

つまり、「話す」ことが「もっとも優先される回路」ということは、神経を活性化し、若返らせるのに**言葉がきわめて向いている**ということです。Aさんの例でお話しした「言葉というメスを使った手術」も、そんな言葉の力を利用した治療法のひとつです。

心にモヤモヤをため込むと、神経は老化してしまい、少しの刺激でも「怒り」となってあらわれやすくなります。イライラして気持ちが高ぶったときには、感情を言葉にして吐き出すことが、心の健康を保ち、神経も健全な状態にするうえでは大切なのです。

◎「心にあいた穴」が消えたCさんの話

「母親の様子がおかしくなった」と心配した娘さんに連れられて、私のクリニックにやってきたのはCさんでした。

「ひとりで生きていてもつまらないから、お父さん早く迎えに来てくれないかしら」

そんな言葉が口癖になっているCさんは、3年前にご主人に先立たれて現在は独り暮らし。時折、娘さんが様子を見に里帰りしていましたが、最近になって認知症のような症状が目立ちはじめたのだと言います。

1日に何度も同じ用件で電話をしてくる。物忘れが目立つ。買い物に出かけても精算のときに計算できないからと1万円札ばかり使い、小銭が山のようにたまる……。きれい好きだった母が冷蔵庫を腐った食品でいっぱいにしているのはどう考えてもおかしいし、認知症になってしまったにちがいないと娘さんは訴えます。

でも、私はCさんの様子を見て違和感を覚えました。彼女は生気のない顔をして下を向き、肩を丸めたまま座っていて、決して私と目を合わせようとはしないのです。認知症の患者さんは、他人の視線から目を背けることはあまりしません。目と目が合っていても焦点が定まらず、ボーッとしていることが多いのが特徴です。

彼女の様子は明らかに認知症とはちがって見えました。そこで、認知機能のテストをすると、思った通り数値的にはなんら問題はありません。それもそのはず、Cさんの病気は、なんと認知症ではなくうつ病でした。ご主人を失った喪失感で心にぽっかりと穴があき、心を病んでいたのです。

うつ病を発症すると生きる意欲が低下し、記憶力や注意力が弱まり、まるで認知症のように見える状態になることがあります。これが「**うつ病性仮性認知症**」といわれる症状です。

この病気はあくまでうつ病なので、患者さんに認知症の薬を出しても症状は治まりません。けれど抗うつ剤を飲めば、うつ症状だけでなく認知症の症状も劇的に回復します。

でも、私はCさんに抗うつ剤を処方しませんでした。薬に頼るのではなく、「言葉というメスを使った手術」を試みようと考えたからです。

そこで先に紹介したAさんと同じように、ご主人を失った寂しさが頭をよぎったら「考えない、考えない、考えない……」と10回唱えるように言いました。

さらに、私はCさんに好きなことを存分にやるようにアドバイスしました。たとえば歌が好きならカラオケに通うとか、植物が好きだったらガーデニングや家庭菜園を始めてもいい。なにか自分が打ち込める趣味を持つことで、神経にいい刺激を与え、心を劇的に若返らせることができるからです。

Cさんの場合、ご主人が元気だったころ、社交ダンスの教室に足繁《しげ》く通っていましたが、最近はすっかり足が遠のいていたとのこと。そこで、娘さんに頼んでダンス教室にふたたび通えるようにしてもらいました。最初は行きたがらなかったCさんも、「お母さんの踊る姿をもう一度見たい」という娘さんたっての願いに重い腰を上げ、教室に通うようになったそうです。

すると、無気力だったCさんの顔が次第に生気に満ちてきて、やがて物忘れなどの認知症の症状もすっかりなくなりました。言葉のメスによって神経のつまりが取れたために神経が若返り、うつ病が完治したのです。

今では、娘さんの付き添いなしにひとりでダンス教室に通えるようになったと、笑顔で報告してくれました。

Cさんが認知症だと勘違いされて薬漬けにされていたら、おそらく今の彼女の笑顔はなかったと思います。

最近では、電子カルテの普及にともないパソコンのモニターばかり見て、患者さんの顔もろくに見ないで診察する医師が増えているそうです。でも、症状を聞いただけでは認知症とうつ病の区別がつかないこともあるのです。

Cさんとの出会いは、患者さんの目を見て、心に迫る会話をしながら神経若返りの治療にあたることの大切さを改めて教えてくれました。

Aさん、Bさん、Cさんが教えてくれたのは、「言葉を使って神経を若返らせることで、心の問題も解決できる！」ということだと思います。

また、今回は「言葉」を使いましたが、顔をもんだり姿勢を正したりして神経を若返らせても、心にかかっている雲を取り除くことはできます。

なぜなら、言葉を使うのも、顔をもんだり姿勢を正したりするのも、「神経を刺激している」ことに変わりないからです。


言葉であっても、行動であっても、神経に秘められた若返りパワーを目覚めさせられる。その一歩を踏み出しさえすれば、必ず神経は若返り、心も元気になることを、この３人の方の劇的な回復ぶりを見て、改めて強く感じました。

心と神経に効く「笑う生活」

ここまで、神経クリーニングや神経若返り習慣、Ａさんたちが前向きに生きる意欲を取り戻した「言葉の力」を書いてきましたが、じつはもうひとつ、神経を若返らせて元気な心を取り戻す、すごい方法があります。

その方法とは**「笑うこと」**。

いったいなぜ、笑いが神経に効くのでしょうか？

あるアンケートによると、「声を出してよく笑いますか？」という質問に「はい」と答えたのは男性で約40パーセント、女性は約60パーセントだったそうです。たしかに、男性のほうがあまり笑わない人が多いイメージがあります。

この「笑い」ですが、じつは笑いにはとんでもない力が隠されていることが、近年わかってきました。

東京大学と千葉大学の研究チームが疫学の国際専門誌に発表した研究結果によると、毎日笑う高齢者に比べて、普段あまり笑わない高齢者のほうが脳卒中で1・6倍、心疾患で1・2倍も発症のリスクが高まるそうです。

また「笑い」にはストレスを解消し、免疫力を高める作用があることも近年のさまざまな研究で明らかになっています。がん細胞をやっつける免疫細胞は笑うことで活性化するため、「笑い」はがんの進行を遅れさせて痛みを軽くするのにも一役買ってくれるのです。

こうした「笑い」の力は、じつは古くから広く知られていて、『旧約聖書』にも「笑いは病を治す」と記されているそうです。

ほかにも「笑い」は次のような効果を体にもたらしてくれます。

- 免疫力アップ（万病予防）
- 呼吸の活発化（酸素量アップ）
- 鎮痛作用
- 血行促進
- 自律神経のバランス正常化
- リラックス効果
- 筋力アップ

こうやってその効果を並べてみると、本書で述べてきた神経の働きと深く関連しているものばかりですよね。

そう、じつは「笑い＝神経クリーニング」ともいえるのです！

私たちが何かを「おもしろい」と思った瞬間、その刺激は神経のつまりを吹き飛ばしてくれます。そのパワーは絶大で、神経伝達物質の流れを一気に良くし、なんと溶けはじめたミエリンも、さびついてつまった神経も若返らせます。

そのうえ、笑うと幸せホルモンであるセロトニンやエンドルフィンといった神経伝達物質が神経を流れるため、人は幸せな気持ちになれるのです。

笑うと心が晴れるのは、ずばり笑いが神経に効いているからです。

もしも、みなさんの身近なところにムスッとしてニコリともしない人がいたら、ぜひとも笑わせてあげてください。あなたが笑わせてあげれば、その人の神経が若返るだけでなく、ちょっぴり幸せな気分にしてあげることもできるのですから。

また、笑った表情をするだけでも効果があるとされているので、「ひょっとこ」クリーニング法で笑顔をつくったように、口頃から口元を意識するだけでも神経伝達物質が流れてつまり解消に一役買うでしょう。

神経は汗をかいた分だけ絶対よみがえる！

「神経を若返らせて、病気にならない体をつくる」。これが本書のテーマでした。最後に、**「神経は努力した分だけ絶対に若返る」**ということをみなさんにお伝えして、病気とは無縁の生活に一歩踏み出す力にしていただければ、と思います。

25年前、私が勤務医だったころの話です。私が当直をしていると、交通事故で頭蓋骨を骨折し、脳出血を起こしている30歳の男性が運び込まれてきました。手術室もいっぱいだったので、救急室で頭部に穴をあけ脳内にたまった血を抜く処置はしたものの、出血が止まらず危険な状態から抜け出せませんでした。

駆けつけた家族を見れば、奥さんは臨月で、上の子もまだ2歳。絶対助けたいと考えた私は、当時、神経が壊れるのを防ぐ「脳低温療法」で世界的に有名だった日本大学医学部付属板橋病院の林成之《なりゆき》先生に直接電話をし、受け入れを承諾してもらいました。私も救急車に乗り込み、搬送される40分間、必死で心臓マッサージを続けました。

命を落としかねない危険な状態でしたが、脳低温療法による治療の甲斐あって手術は成功し、男性は一命を取り留めました。そして半年後に外来へあらわれ、私に元気な姿を見せてくれたのです。

あれから25年が経ちますが、彼は今も私のクリニックに通っています。事故の後遺症が少しあるため、抗痙攣《けいれん》剤を飲まなくてはいけないからです。とはいえ、あれだけ重症だったにもかかわらず、後遺症も最小限で済み、生活にはなんら支障がないとのこと。55歳を過ぎた今も、趣味のサーフィンを楽しんでいるそうです。

われわれ脳神経外科医がおこなう手術は、彼が見舞われたような大事故から脳や神経を救うひとつの手段です。

でも、それだけではこの男性のような奇跡の復活はのぞめません。脳低温療法などをはじめ手術後の管理やフォロー、内科的な治療を適切におこなわなければ、深刻なケガから患者さんを救うことはできないのです。

さらに、その後の患者さん自身の努力も不可欠です。すなわち、**損傷した神経を若**

返らせるためのご自身の努力が絶対に欠かせないのです。

この男性も脳の左側に大きな損傷を受けたため、手術直後は右半身に麻痺《まひ》が残っていましたが、今は右側の視野が少し狭いくらいで、麻痺はまったく残っていません。ここまで回復したのは、地道にリハビリを続け、一生懸命神経を若返らせてきたからです。この奇跡の復活は、彼自身の努力の賜物《たまもの》なのです。

外科的治療と内科的治療、そしてリハビリというのは、いわば**「3本の矢」**のようなもの。事故で損傷した神経を復活させるには、どの矢が欠けてもうまくいきません。患者さんにしてみれば、最初の2本の矢はドクターにゆだねるしかありませんが、**最後の1本は本人が射るもの**です。

つい最近、外来を訪れたその男性は、あの事故の日に「パパー！」と泣いていた2歳の娘さんに先日赤ちゃんが生まれたことを笑顔で報告してくれました。おじいちゃんになった彼の幸せそうな笑顔を見ると、本当にあの日の緊急手術がうまくいって良かったと思います。それと同時に、彼が命を大切に思いどれだけリハビリで汗を流したかを考えると、おもわず頭が下がるのです。

老化による神経の機能低下は緩やかな下降線をたどりますが、事故や脳卒中などで神経を損傷した場合、その機能は一気に低下します。神経の老化が急激に起こるので、患者さんのリハビリはたいへんきびしいものになります。

でも、この男性はリハビリで神経にたくさん汗をかいた結果、事故による損傷でひどく神経が老化しても若返ることを証明してくれました。

私たちの神経も、なにも手を打たなければ日々老いていくのはまちがいありません。でも、私たちは自分の意志でそれをくい止めることができます。日々の生活のなかで顔をもみ、姿勢を正すなどして神経を刺激する意識を抱き続けていれば、神経は若返り、心身の不調から解放されていくのです。

神経は汗をかいた分だけいくらでもよみがえります。ぜひ、若い神経とともに素晴らしい人生を歩んでいっていただければ、脳神経外科医としてこれ以上うれしいことはありません。

おわりに

私が医師を志すようになったのは、幼稚園のころです。お腹《なか》が痛くて母親に連れて行かれた近所のクリニックの先生がとてもやさしくて格好良く、その先生に憧れたのがきっかけでした。

そんな白衣への憧れは成長しても消えるどころか、どんどん強まり、医学部を志望する気持ちを、学生時代の間ずっと持ち続けていました。

医師をめざす人の多くは、ご両親や親戚が医師だったり、実家が代々開業医だったりする人が多いものです。でも私の場合、親戚縁者を見まわしてもだれひとりとして医師はいません。そのおかげで周囲からの制約や圧力もなく、専門領域を選ぶにも自分の意志で自由に選択できたのは、私にとってとても幸運なことでした。

というのも、当時は医師を志すからには大学病院の医局に入るのがあたりまえだったのですが、私はあえて入局せず鹿児島市立病院救命救急センターに進む道を自由気ままに選べたからです。

そこは当時、5つ子ちゃんが生まれたことで世間の注目を集めていた病院でした。

でも、私がどうしてもそこに赴任したかった理由はそれとは関係なく、5つ子ちゃんで話題になるよりずっと以前から、くも膜下出血の手術において日本でもっとも症例が多いことで知られている病院だったからです。


大学教授になりたいのなら医局に入ることが絶対ですが、私が目標としていたのは医師としてたくさん経験を積んで、一刻も早く腕を磨くことでした。

大学病院の派閥争いに巻き込まれる時間があったら、ひとつでも多く手術を経験して、ひとりでも多くの命を救いたい。

そんな意気込みから、後にテレビドラマのロケ地にもなった甑島《こしきしま》という離島から自衛隊のヘリコプターでくも膜下出血の患者さんを救命センターまで搬送して手術をおこなったこともありました。


その後、東京の病院に移った後も、脳神経外科の専門医として数々の手術を担当しましたが、やがて病院へ来るのもたいへんな患者さんが思った以上に多いことに気づかされました。特に脳疾患の後遺症がある人は、車椅子で四苦八苦して通院されます。それを医師が診察室でふんぞりかえって待っているくらいなら、こちらから往診に出かけたほうがずっと患者さんのためになる。そう考えて、私は往診専門のクリニックを開業することを2001年に決心しました。

ところが当時の医療制度の問題で、往診だけでは開業の許可が下りなかったので外来もやることになりました。そこで取り急ぎ、CTだけは導入したのですが、やはり脳神経外科の看板を掲げる以上はCTだけでは弱いのではないか、脳ドックをやるためにも詳細に脳を診ることができるMRIが絶対必要だと考えました。

そうこうするうちに、いつしか脳波計や脳の血流量を測る光トポグラフィ装置など、大学病院にも引けをとらない設備を自負するクリニックになってしまったのです。

この本にも登場した光トポグラフィ装置は血のめぐりだけでなく、脳の活動を「見える化」する機械です。いわば、人の感情をも映し出す装置で、こういったものを導入したのは、やはり私が心の存在というものを今も追い続けているからかもしれません。

心の存在を追い求め、大切にしたいと考えているからこそ、私は患者さんと一対一で向き合って、その目を見ながら心に迫る会話を交わしたいと願っています。それこそが、頭の中に直接分け入る外科的治療にも匹敵する「言葉というメスを使った手術」だと信じているからです。

長年、脳神経外科を専門としてきた私ですが、最近では認知症の治療を重点的におこなうようになりました。人間はだれしも若いころは、はつらつとしていますが、加齢とともに脳の機能が低下し、神経もさびついていきます。

そんな時の流れに負けることなく脳の働きを保ち、神経の機能を維持できるようにお手伝いするのが、私がめざす認知症の治療です。

認知症になって心がさびついてしまった人ばかりでなく、歳《とし》を重ねて老いてくると、みんなだれでも五感が鈍くなり、花の香りや太陽の温かさ、風の冷たさまで若いころのように鮮やかに感じることができなくなってしまいます。

でも、私たちの生きる世界は、たくさんの美しいものや素敵なものに満ちています。若いころのように感じられないからといって、それらに背を向けてしまうのは、とてももったいないことです。

だから私はあなたに少しでも長く、この素晴らしい世界をとことん謳歌《おうか》してほしいと思うのです。

五感を磨きアンテナを広げて、自らの神経を研ぎ澄ませることができれば、神経の老化スピードは緩やかになり、機能は維持されるでしょう。そうなれば、この世界で生きる楽しさをもっともっと堪能することができるはずです。

そのためにも、ぜひ神経をクリーニングして若返らせましょう。そして、病気にならない体を手に入れましょう。

この素晴らしき世界で、私は常にあなたのそばに侍《はべ》る「主侍医」として、そのお手伝いをしたいと心から願っています。

2016年9月

工藤千秋

[著者プロフィール]
工藤千秋（くどう・ちあき）
脳神経外科医。1958年長野県出身。くどうちあき脳神経外科クリニック院長。「脳と心の正体を突き止めたい」との思いから脳神経外科医を志し、鹿児島市立病院救命救急センター、労働福祉事業団東京労災病院脳神経外科、イギリスのバーミンガム大学脳神経センターなどで脳神経外科を学ぶ。イギリス留学時代には、「不治の病」とされていた「パーキンソン病」の外科的治療の道を切り開くために、師であるE.R.ヒッチコック教授と奔走する日々を送った。2001年に「くどうちあき脳神経外科クリニック」を開院。以来、脳疾患はもちろん、認知症やパーキンソン病、頭痛などの治療に情熱を傾け、あらゆる不調を訴える患者が毎日通う。本書の「顔もみ」「姿勢正し」などを通じて、これまでに多くの人の神経を若返らせ、「体が軽くなった」「痛みが消えた」などの声が多数寄せられている。これまで、延べ39万人以上の患者の治療にあたってきた。著書に『サプリが命を躍動させるとき　あきらめない！　その頭痛とかくれ貧血』（文芸社）がある。
◎くどうちあき脳神経外科クリニックHP　http://www.kudohchiaki.com/

脳神経外科医が教える
病気にならない神経クリーニング

2016年９月20日　初 版 発 行
2016年10月31日　第５刷発行

著　　者　工藤千秋
発 行 人　植木宣隆
発 行 所　株式会社サンマーク出版
〒169-0075 東京都新宿区高田馬場2-16-11
☎03-5272-3166（代表）
印　　刷　中央精版印刷株式会社
製　　本　株式会社若林製本工場

ISBN978-4-7631-3576-6　C0036

ホームページ　http://www.sunmark.co.jp
携帯サイト　http://www.sunmark.jp